Gudrun Ulbrecht

Unterstützende Dienste für Menschen mit Demenz und ihre Angehörigen

Gudrun Ulbrecht

Unterstützende Dienste für Menschen mit Demenz und ihre Angehörigen

Qualitätsziele angehörigenentlastender Dienste für zuhause lebende Demenzkranke aus Anbieter- und Expertenperspektive

Südwestdeutscher Verlag für Hochschulschriften

Imprint

Any brand names and product names mentioned in this book are subject to trademark, brand or patent protection and are trademarks or registered trademarks of their respective holders. The use of brand names, product names, common names, trade names, product descriptions etc. even without a particular marking in this work is in no way to be construed to mean that such names may be regarded as unrestricted in respect of trademark and brand protection legislation and could thus be used by anyone.

Publisher:
Südwestdeutscher Verlag für Hochschulschriften
is a trademark of
Dodo Books Indian Ocean Ltd., member of the OmniScriptum S.R.L Publishing group
str. A.Russo 15, of. 61, Chisinau-2068, Republic of Moldova Europe
Printed at: see last page
ISBN: 978-3-8381-2640-1

Copyright © Gudrun Ulbrecht
Copyright © 2011 Dodo Books Indian Ocean Ltd., member of the OmniScriptum S.R.L Publishing group

- Gewidmet allen Menschen mit Demenz -

Inhaltsverzeichnis

Abbildungsverzeichnis III
Tabellenverzeichnis IV
Zusammenfassung 1
1. Einleitung 3
1.1 Ausgangssituation 3
1.1.1 Zielsetzung der vorliegenden Studie 3
1.1.2 Gesundheitspolitische Ziele 4
1.1.3 Definition „niedrigschwellige Angebote" 5
1.1.4 Qualitätssicherung im Gesundheitswesen 10
1.1.5 Verbleib in eigener Häuslichkeit von Demenzkranken 26
1.1.6 Prävalenz und chronische Progredienz von Demenzen 26
1.1.7 Demographischer Wandel und Demenzrisiko 28
1.1.8 Bedeutung niedrigschwelliger Angebote im Gesundheitssystem 28
1.1.9 Belastung pflegender Angehöriger von Demenzkranken 30
1.1.10 Entlastung pflegender Angehöriger von Demenzkranken 33
1.1.11 Versorgung durch niedrigschwellige Angebote 34
1.2 Beschreibung der untersuchten Angebote 35
1.2.1 Angehörigenberatung 36
1.2.2 Angehörigengruppen 36
1.2.3 Hauswirtschaftliche Hilfe 39
1.2.4 Betreuungsdienst 39
1.2.5 Pflegekurs 40
1.3 Fragestellung 41
2. Methodik 42
2.1 Design 42
2.1.1 Befragung der Personen in Leitungsfunktion 43
2.1.2 Befragung der unabhängigen Experten 44
2.2 Instrumente 45
2.3 Stichproben 46
2.3.1 Kennzeichen der Personen in Leitungsfunktion und der Angebote .. 46
2.3.2 Kennzeichen der unabhängigen Experten 50
2.4 Verfahren der Datenanalyse 51
3. Ergebnisse 57
3.1 Ergebnisse Angehörigenberatung 57
3.1.1 Strukturqualität im Vergleich 57
3.1.2 Prozessqualität im Vergleich 59
3.1.3 Ergebnisqualität im Vergleich 61
3.1.4 Häufigkeit der Angaben im Vergleich 62
3.2 Ergebnisse Angehörigengruppen 63
3.2.1 Strukturqualität im Vergleich 63
3.2.2 Prozessqualität im Vergleich 65
3.2.3 Ergebnisqualität im Vergleich 66
3.2.4 Häufigkeiten der Angaben im Vergleich 68
3.3 Ergebnisse Hauswirtschaftliche Hilfe 69
3.3.1 Strukturqualität im Vergleich 69
3.3.2 Prozessqualität im Vergleich 70

3.3.3	Ergebnisqualität im Vergleich	72
3.3.4	Häufigkeiten der Angaben im Vergleich	72
3.4	Ergebnisse Betreuungsdienst	73
3.4.1	Strukturqualität im Vergleich	73
3.4.2	Prozessqualität im Vergleich	75
3.4.3	Ergebnisqualität im Vergleich	77
3.4.4	Häufigkeit der Angaben im Vergleich	78
3.5	Ergebnisse Pflegekurs	78
3.5.1	Strukturqualität im Vergleich	78
3.5.2	Prozessqualität im Vergleich	80
3.5.3	Ergebnisqualität im Vergleich	82
3.3.4	Häufigkeiten im Vergleich	83
4.	Diskussion	84
4.1	Einzeldiskussion der fünf Angebote im Rahmen der wissenschaftlichen Literatur	84
4.1.1	„Angehörigenberatung" im Rahmen der wissenschaftlichen Literatur	84
4.1.2	„Angehörigengruppe" im Rahmen der wissenschaftlichen Literatur	86
4.1.3	„Hauswirtschaftliche Hilfe" im Rahmen der wissenschaftlichen Literatur	88
4.1.4	„Betreuungsdienst" im Rahmen der wissenschaftlichen Literatur	89
4.1.5	„Pflegekurs" im Rahmen der wissenschaftlichen Literatur	91
4.2	Vergleich der gemeinsamen und unterschiedlichen Qualitätsargumente von Anbietern und Experten getrennt nach Angeboten	94
4.3	Vergleich der Qualitätskriterien über alle fünf Angebote hinweg getrennt nach Anbietern und Experten	96
4.4	Diskussion von Struktur-, Prozess- und Ergebnisqualität im Vergleich von Experten und Anbietern	96
4.5	Rückschlüsse auf das Modell der „Struktur-, Prozess- und Ergebnisqualität"	97
4.6	Diskussion der Studienergebnisse im Zusammenhang mit der Qualitätssicherung im Gesundheitswesen	98
4.7	Diskussion der Methodik	98
4.8	Fazit und Ausblick	99
Literaturverzeichnis		100
Abkürzungsverzeichnis		109
Anhang		110
Danksagung		124

Abbildungsverzeichnis

Abbildung 1: Modell eines prozessorientierten Qualitätsmanagementsystems in Anlehnung an das Deutsche Institut für Normung e.V. [38] 12
Abbildung 2: Design der Befragung (Anbieter) 44
Abbildung 3: Design der Befragung (Experten) 45
Abbildung 4: Ablaufmodell zusammenfassender Inhaltsanalyse [96] 53
Abbildung 5: Ablaufmodell strukturierender Inhaltsanalyse [96] 54

Tabellenverzeichnis

Tabelle 1: Inhalte der Schulung und Fortbildung der Helferinnen und Helfer nach den Empfehlungen der Spitzenverbände der Pflegekassen und des Verbandes der privaten Krankenversicherung e.V. [3] 13

Tabelle 2: Verordnung des Landes Baden-Württemberg über die Anerkennung des niedrigschwelligen Betreuungsangebots nach SGB XI, § 45b Abs. 3 (BtAngVO) [11] 14

Tabelle 3: Verordnung zur Ausführung des Elften Buchs Sozialgesetzgebung (SGB XI) Soziale Pflegeversicherung (AVPflegeVG) in Bayern [14] 15

Tabelle 4: Thüringer Verordnung über die Anerkennung und Förderung niedrigschwelliger Betreuungsangebote (THBtAngVO) [10] 16

Tabelle 6: Anforderungen an Schulungsinhalte für Ehrenamtliche in Nordrhein-Westfalen [52] 18

Tabelle 7: Obligatorische Schulungsmaßnahme zur Anerkennung des Helferinnenkreises nach der bayerischen Durchführungsverordnung [92] 19

Tabelle 8: Qualitätsstandards zur Angehörigenberatung der BAGA (Bundesarbeitsgemeinschaft Alten- und Angehörigenberatung e.V.) [16] 19

Tabelle 9: Basiskonzeption der Alzheimer Gesellschaft Baden-Württemberg e.V. zu den Häuslichen Betreuungsdiensten für Menschen mit Demenz (einschließlich Helferinnenkreise) [73] 20

Tabelle 10: Konzeption der Angehörigenberatung e.V. Nürnberg (2009) [5] 22

Tabelle 11: Belastungsquellen für pflegende Angehörige [26] 30

Tabelle 12: Auswirkungen von Belastungen durch Pflegesituation [63] 32

Tabelle 13: Konzeptionelle Ausprägung von Angehörigengruppen [110] 38

Tabelle 14: Beschreibung der interviewten Personen in Leitungsfunktion (n = 12) sowie der Einrichtungen (Angehörigenberatung) 46

Tabelle 15: Beschreibung der interviewten Personen in Leitungsfunktion (n = 12) sowie der Einrichtungen (Angehörigengruppen) 47

Tabelle 16: Beschreibung der interviewten Personen in Leitungsfunktion (n = 12) sowie der Einrichtungen (Hauswirtschaftliche Hilfe).... 48

Tabelle 17: Beschreibung der interviewten Personen in Leitungsfunktion (n = 10) sowie der Einrichtungen (Betreuungsdienst) 49

Tabelle 18: Beschreibung der interviewten Personen in Leitungsfunktion (n = 12) sowie der Einrichtungen (Pflegekurs) 50

Tabelle 19: Beschreibung der interviewten Experten (n=12) 50

Tabelle 20: Zusammenfassung durch reduktive Prozesse 51

Tabelle 21: Kategoriensystem 55

Tabelle 22: Strukturqualität der Angehörigenberatung (26 Angaben) aus Sicht der Anbieter (n = 12) 58

Tabelle 23: Strukturqualität der Angehörigenberatung (34 Angaben) aus Sicht der Experten (n = 12) 58

Tabelle 24: Prozessqualität der Angehörigenberatung (20 Angaben) aus Sicht der Anbieter (n = 12) 60
Tabelle 25: Prozessqualität der Angehörigenberatung (22 Angaben) aus Sicht der Experten (n = 12) 60
Tabelle 26: Ergebnisqualität der Angehörigenberatung (6 Angaben) aus Sicht der Anbieter (n = 12) 61
Tabelle 27: Ergebnisqualität der Angehörigenberatung (4 Angaben) aus Sicht der Experten (n = 12) 62
Tabelle 28: Häufigkeit der Angaben zur Angehörigenberatung 63
Tabelle 29: Strukturqualität der Angehörigengruppen (7 Angaben) aus Sicht der Anbieter (n = 12) 64
Tabelle 30: Strukturqualität der Angehörigengruppen (21 Angaben) aus Sicht der Experten (n = 12) 64
Tabelle 31: Prozessqualität der Angehörigengruppen (29 Angaben) aus Sicht der Anbieter (n = 12) 65
Tabelle 32: Prozessqualität der Angehörigengruppen (18 Angaben) aus Sicht der Experten (n = 12) 66
Tabelle 33: Ergebnisqualität der Angehörigengruppen (15 Angaben) aus Sicht der Anbieter (n = 12) 67
Tabelle 34: Ergebnisqualität der Angehörigengruppen (15 Angaben) aus Sicht der Experten (n = 12) 67
Tabelle 35: Häufigkeit der Angaben zu den Angehörigengruppen 68
Tabelle 36: Strukturqualität der Hauswirtschaftlichen Hilfe (8 Angaben) aus Sicht der Anbieter (n = 12) 69
Tabelle 37: Strukturqualität der Hauswirtschaftlichen Hilfe (20 Angaben) aus Sicht der Experten (n = 12) 69
Tabelle 38: Prozessqualität der Hauswirtschaftlichen Hilfe (36 Angaben) aus Sicht der Anbieter (n = 12) 70
Tabelle 39: Prozessqualität der Hauswirtschaftlichen Hilfe (18 Angaben) aus Sicht der Experten (n = 12) 71
Tabelle 40: Ergebnisqualität der Hauswirtschaftlichen Hilfe (2 Angaben) aus Sicht der Anbieter (n = 12) 72
Tabelle 41: Ergebnisqualität der Hauswirtschaftlichen Hilfe (8 Angaben) aus Sicht der Experten (n = 12) 72
Tabelle 42: Häufigkeit der Angaben zur Hauswirtschaftlichen Hilfe............ 73
Tabelle 43: Strukturqualität des Betreuungsdienstes (24 Angaben) aus Sicht der Anbieter (n = 10) 74
Tabelle 44: Strukturqualität des Betreuungsdienstes (32 Angaben) aus Sicht der Experten (n = 12) 74
Tabelle 45: Prozessqualität des Betreuungsdienstes (12 Angaben) aus Sicht der Anbieter (n = 10) 76
Tabelle 46: Prozessqualität des Betreuungsdienstes (20 Angaben) aus Sicht der Experten (n = 12) 76
Tabelle 47: Ergebnisqualität des Betreuungsdienstes (7 Angaben) aus Sicht der Anbieter (n = 10) 77
Tabelle 48: Ergebnisqualität des Betreuungsdienstes (5 Angaben) aus Sicht der Experten (n = 12) 77
Tabelle 49: Häufigkeit der Angaben zum Betreuungsdienst 78
Tabelle 50: Strukturqualität des Pflegekurses (9 Angaben) aus Sicht der Anbieter (n = 12) 79

Tabelle 51: Strukturqualität des Pflegekurses (12 Angaben) aus Sicht
der Experten (n = 12) 79
Tabelle 52: Prozessqualität des Pflegekurses (20 Angaben) aus Sicht
der Anbieter (n = 12) 80
Tabelle 53: Prozessqualität des Pflegekurses (26 Angaben) aus Sicht
der Experten (n = 12) 81
Tabelle 54: Ergebnisqualität des Pflegekurses (4 Angaben) aus Sicht
der Anbieter (n = 12) 82
Tabelle 55: Ergebnisqualität des Pflegekurses (6 Angaben) aus Sicht
der Experten (n = 12) 82
Tabelle 56: Häufigkeit der Angaben zum Pflegekurs 83

Zusammenfassung

Hintergrund und Ziele: Unter dem Blickwinkel der Versorgungsforschung geht es in der empirischen Untersuchung um die Ermittlung der Qualitätsziele von angehörigenunterstützenden und –entlastenden Diensten für zuhause lebende Demenzkranke aus Sicht von Personen in Leitungsfunktion bezogen auf das jeweilige Angebot und aus Sicht von unabhängigen Experten. Gegenstand der Studie sind die Angebote Angehörigenberatung, Angehörigengruppen, Betreuungsdienst, Hauswirtschaftliche Hilfe und Pflegekurs. Bislang liegt keine veröffentlichte wissenschaftliche Arbeit über die Qualitätsziele von Anbietern im Vergleich zu denen von Experten vor.

Methoden: Die Untersuchung wurde in den vier Studienregionen Erlangen, Dortmund, Kassel (sowie jeweils den umgebenden Landkreisen) und dem Bundesland Brandenburg (speziell die Region Potsdam) durchgeführt. Es sollten 12 Interviews zu jedem Angebot mit Anbietern und Experten durchgeführt werden. Die Datenerhebung fand in der Zeit von Oktober bis November 2004 statt. Die Mitschriften der telefonischen Interviews der Querschnittstudie wurden anhand der zusammenfassenden Inhaltsanalyse nach Mayring ausgewertet, da die Fragen in offener Form gestellt worden waren. Bei der strukturierten Vorgehensweise wird das Datenmaterial nach einem exakt definierten Ablaufschema analysiert. Anschließend kam eine strukturierte Inhaltsanalyse nach dem Einteilungsschema von Donabedian mit den Kategorien Struktur-, Prozess- und Ergebnisqualität zur Anwendung.

Ergebnisse: Anbieter und Experten tragen besonders der Struktur- und Prozessqualität Rechnung. Hier stehen der Qualitätsaspekt der Qualifizierung der Mitarbeiterinnen und Mitarbeiter, wie dies auch im Pflegeversicherungsgesetz vorgeschrieben ist, und die Orientierung an den Bedürfnissen der Menschen mit Demenz (den Betroffenen) im Vordergrund. Der Schwerpunkt der Ergebnisqualität liegt bei Anbietern und Experten in einer angehörigenbezogenen Ausrichtung. Weit weniger in Erscheinung treten angebotsspezifische Ziele. Betroffenen- und mitarbeiterorientierten Zielsetzungen wird keine Aufmerksamkeit zu Teil.

Praktische Schlussfolgerungen: Als zentrale Qualitätskriterien für angehörigenunterstützende Dienste erweisen sich Strukturelemente wie qualifiziertes Personal insbesondere im Hinblick auf Demenzerkrankungen, Prozesselemente wie Inhalt und Ausmaß von Informationsweitergabe, Verlässlichkeit der gewährten Hilfe, Absprache mit den Beteiligten, Berücksichtigung der individuellen Bedürfnisse der Betroffenen und Angehörigen bei einer insgesamt angehörigenentlastenden Ergebnisorientierung.

1. Einleitung

1.1 Ausgangssituation

1.1.1 Zielsetzung der vorliegenden Studie

Hauptgegenstand der vorliegenden Arbeit war die Durchführung einer strukturierenden Inhaltsanalyse nach Mayring (1993) [96] bereits vorhandener Experten- und Anbieterinterviews zur Qualität von angehörigenunterstützenden und -entlastenden Angeboten in der häuslichen Versorgung von Demenzkranken. Im Zusammenhang mit der Interpretation der Ergebnisse wurde zusätzlich eine Literaturrecherche anhand von sechs medizinischen, psychologischen und pflegewissenschaftlichen Datenbanken durchgeführt: Pubmed®, PsychINFO®, Psyndex®, Cinhal®, CareLit® und Gerolit.

Bislang liegt keine veröffentlichte wissenschaftliche Arbeit über die Qualitätsziele von Anbietern (Personen in Leitungsfunktion) im Vergleich zu denen unabhängiger Experten bezüglich der Angebote Angehörigenberatung, Angehörigengruppen, Hauswirtschaftliche Hilfe, Betreuungsdienst und Pflegekurs vor. Zum Ausbau, zur Finanzierung und zur Erbringung einer qualitativ hochwertigen Leistung bedarf es Qualitätsstandards zur Struktur-, Prozess- und Ergebnisqualität. Nur somit ist es möglich, die Zufriedenheit der Nutzer zu erreichen und damit die Inanspruchnahme dieser Dienste zu erhöhen und pflegende Angehörige zu entlasten. Dies ist Voraussetzung, um die häusliche Pflege für Demenzkranke möglichst lange unterstützen zu können und eine Institutionalisierung zu verzögern oder zu vermeiden. Bisherige Erfahrungen zeigen, dass pflegende Angehörige mit alltagsintegrierten Angeboten wirksam entlastet werden können [107, 124]. Sie können aus einer Situation eigener Isolation wieder herausfinden und zur weiteren Pflegeübernahme motiviert werden. Auch setzt sich die Erkenntnis durch, dass damit die gesundheitliche Situation der Angehörigen verbessert werden kann [116].

Die Ergebnisse der vorliegenden Studie sollen insbesondere Personen in Leitungsfunktion (Anbieter) und unabhängigen Experten zur Weiterentwicklung der Standards angehörigenunterstützender und –entlastender Dienste vermittelt werden. Die Weiterentwicklung entsprechender Angebote ist insofern wichtig, da in der Zukunft die

Demenzversorgung nicht gesichert ist. Hier stellen sich Fragen zu infrastrukturellen Rahmenbedingungen, der Kompetenzentwicklung, der Organisationsfähigkeit und des Qualitätsmanagements [139]. Schlüsselfaktor für die Inanspruchnahme unterstützender Dienste ist neben der Zufriedenheit mit einem Dienst zuerst einmal die Voraussetzung des Kennens des Dienstes selbst und der Zugang zu demselben [132].

Zur besseren Lesbarkeit wird im Folgenden teilweise auf geschlechtsdifferenzierte Bezeichnungen verzichtet. Unter den von Demenzerkrankungen betroffenen älteren Menschen und bei allen beteiligten Akteuren im Versorgungsgeschehen, insbesondere den pflegenden Angehörigen, sind daher immer sowohl Frauen als auch Männer zu verstehen. Dabei überwiegen in beiden Gruppen die Frauen.

1.1.2 Gesundheitspolitische Ziele

Durch die Weltgesundheitsorganisation (WHO) und die Weltpsychiatrievereinigung wurde die Forderung erhoben, die psychische Gesundheit von älteren Menschen zu einem öffentlichen Thema zu machen. Dadurch soll mehr Verständnis und mehr Akzeptanz für ältere Menschen mit psychischen Erkrankungen erzielt werden. Im Zentrum der Zielsetzung steht, ein unterstützendes Umfeld für Demenzkranke zu schaffen [70].

Die Leistungen der Sozialen Pflegeversicherung in der Bundesrepublik Deutschland sollen nach Sozialgesetzbuch XI (SGB XI) Paragraph 2 dem Pflegebedürftigen helfen, ein möglichst selbstständiges und selbstbestimmtes Leben zu führen [9]. Die Pflegeversicherung unterstützt mit ihren Leistungen vorrangig die häusliche Pflege und die Pflegebereitschaft der Angehörigen und Nachbarn (SGB XI, § 3). Um so lange wie möglich im eigenen Wohnumfeld bleiben zu können, benötigen psychisch kranke alte Menschen zunehmend komplexe, personalintensive Hilfeleistungen und sind damit teure Patienten.

Die Aktion Psychisch Kranke e.V., eine Vereinigung zur Reform der Versorgung psychisch Kranker, spricht sich für die nachfolgenden Leitprinzipien für Demenzkranke aus [117]:

Ein Leben so normal wie möglich zu leben (Normalisierungsprinzip), das eigene Leben trotz Hilfebedürftigkeit selbst zu gestalten (Selbstbestimmung und Empowerment), in vertrauter Umgebung bis zum Lebensende leben zu können (Beibehaltung des vertrauten Lebensmittelpunktes). Vorhandene Kompetenzen und Potentiale sollen im Vordergrund stehen (Lebensqualität in jeder Lebensphase).

In der Sozialen Pflegeversicherung sind mittlerweile zusätzliche Leistungen für Pflegebedürftige mit erheblichem allgemeinen Betreuungsbedarf vorgesehen. Ferner werden finanzielle Mittel zur Förderung zusätzlicher Betreuungsangebote zur Verfügung gestellt. Dabei geht es um den Auf- und Ausbau so genannter niedrigschwelliger Angebote (z.B. Betreuungsdienste für Demenzkranke, Angehörigengruppen, Angehörigenberatung). Ferner sollen im Rahmen von Modellprojekten Möglichkeiten einer integrativ ausgerichteten Versorgung und Vernetzung der Hilfen erprobt werden. Es sind diese niedrigschwelligen Angebote, welche den pflegenden Angehörigen in vielen Fällen den Schritt erleichtern, erstmals Hilfe von außen in Anspruch zu nehmen [24]. Niedrigschwellige Angebote sind in der Sozialen Pflegeversicherung (SGB XI, § 45a-d) und in den jeweiligen Verordnungen der Bundesländer geregelt. Zur Anerkennung niedrigschwelliger Betreuungsangebote ist die jeweilige Landesregierung ermächtigt. Das SGB XI sieht in § 45c eine Förderung aus Mitteln der Pflegekassen, der Länder und der kommunalen Gebietskörperschaft vor.

1.1.3 Definition „niedrigschwellige Angebote"

Niedrigschwellige Angebote „sind Betreuungsangebote, in denen Helfer und Helferinnen unter pflegefachlicher Anleitung die Betreuung von Pflegebedürftigen mit erheblichem Bedarf an allgemeiner Beaufsichtigung und Betreuung in Gruppen oder im häuslichen Bereich übernehmen sowie pflegende Angehörige entlasten und beratend unterstützen" (SGB XI, § 45c). Bei den Angeboten muss es sich um Betreuung und Beaufsichtigung handeln und nicht um pflegerische oder hauswirtschaftliche Leistungen [116].

Unter niedrigschwelligen Angeboten werden Dienste verstanden, bei welchen die Zugangsschwelle sehr niedrig ist. Die Entlastung findet zum Beispiel in der eigenen Wohnung statt. Die Zeiten der Entlastung sind flexibel und die Finanzierung hält sich in einem überschaubaren Rahmen [106].

Zum 01. Januar 2002 trat das Pflegeleistungs-Ergänzungsgesetz (PflEG) als Bundesgesetz in Kraft. Der Gesetzgeber berücksichtigt mit dem Paragraphen 45 (Abschnitt a bis c) die enorme Belastung pflegender Angehöriger von demenzkranken Menschen [116]. Nach Einführung des Pflegeleistungs-Ergänzungsgesetzes sind niedrigschwellige Betreuungsangebote für Leistungsbezieher nach SGB XI eine zusätzliche abrechenbare Leistung geworden. Nach diesem Gesetz konnten zur Finanzierung von zusätzlichen Betreuungsleistungen jährlich 460 Euro von den Pflegekassen neben den Leistungen der Ambulanten Pflege in Anspruch genommen werden. Diese Leistung wurde durch das Pflege-Weiterentwicklungsgesetz (PflWG, seit 1.7.2008 in Kraft) auf einen Betreuungsbetrag von 1200 bzw. 2400 Euro ausgeweitet (SGB XI, § 45b) [116]. Sie dient vor allem der Entlastung der Pflegeperson.

Pflegebedürftige in häuslicher Pflege, welche neben dem Hilfebedarf der Grundpflege und hauswirtschaftlichen Versorgung einen erheblichen Bedarf an Beaufsichtigung und Betreuung haben, können damit einen zusätzlichen Betreuungsbetrag erhalten. Hierzu muss der Medizinische Dienst der Krankenversicherung aufgrund demenzbedingter Fähigkeitsstörungen, geistiger Behinderung oder psychischer Erkrankungen eine dauerhaft erhebliche Einschränkung der Alltagskompetenz konstatieren. Die Schädigungen und Funktionsstörungen werden im Einzelnen im Kriterienkatalog nach § 45 a aufgeführt. Der Grundbetrag wird gewährt, wenn Störungen aus zwei Bereichen, der erhöhte Betreuungsbetrag, wenn Störungen aus mindestens drei Bereichen vorliegen. Einzelne Bereiche sind zum Beispiel Weglauftendenz, Verkennen oder Verursachen gefährlicher Situationen sowie im situativen Kontext inadäquates Verhalten [116].

Zum berechtigten Personenkreis gehören nach SGB XI, § 45a Pflegebedürftige der Pflegestufen I, II und III. Ferner sind Pflegebedürftige berechtigt, die einen Hilfebedarf im Bereich Grundpflege und hauswirtschaftliche Versorgung haben, der aber noch nicht das Ausmaß der Pflegestufe I erreicht hat.

Erstens erhält damit der Personenkreis einen zusätzlichen Betreuungsbetrag, welcher den Voraussetzungen für eine Leistungsgewährung durch die Pflegeversicherung über den Begriff der Pflegebedürftigkeit nach § 14, Abs. 1, SGB XI entspricht. Hier gelten Personen als pflegebedürftig, „die wegen einer körperlichen, geistigen oder seelischen Krankheit oder Behinderung für die gewöhnlichen und regelmäßig wiederkehrenden Verrichtungen im Ablauf des täglichen Lebens auf Dauer, voraussichtlich für mindestens sechs Monate, in erheblichem oder höherem Maße (§ 15) der Hilfe bedürfen". Die Bereiche, in welchen Hilfe gewährt wird, sind die Grundpflege (Körperpflege, Ernährung, Mobilität) und die hauswirtschaftliche Versorgung.

Das Pflege-Versicherungsgesetz (SGB XI) beschreibt in Paragraph 15 drei Pflegestufen: In Pflegestufe I (erheblich Pflegebedürftige) befinden sich Personen, welche mindestens einmal täglich bei wenigstens zwei Verrichtungen aus diesen Bereichen auf fremde Hilfe angewiesen sind und außerdem mehrmals wöchentlich bei der hauswirtschaftlichen Versorgung Unterstützung benötigen. Personen in Pflegestufe II (Schwerpflegebedürftige) bedürfen mindestens dreimal täglich zu verschiedenen Tageszeiten bei wenigsten zwei Verrichtungen der Hilfe und mehrfach in der Woche bei der hauswirtschaftlichen Versorgung. Pflegestufe III (Schwerstpflegebedürftige) wird gewährt, wenn der Hilfebedarf rund um die Uhr (auch nachts) vorliegt und mehrfach in der Woche Hauswirtschaftliche Hilfe benötigt wird.

Zweitens erhalten die Personen einen Anspruch auf einen Betreuungsbetrag, die zwar einen Grundpflegebedarf haben, aber nicht die Pflegestufe I erreichen (sog. Pflegestufe 0).

Bislang fanden Aspekte des Pflegebedarfs, die weniger auf körperlichen Einschränkungen als vielmehr auf sozialen und geistigen Defiziten beruhen, nicht ausreichend Berücksichtigung. Hauptsächlich betrifft dies den Beaufsichtigungs-, Betreuungs- und Unterstützungsbedarf von Menschen mit Demenz. Nach einer Studie handelt es sich bei 30,0% aller erstbegutachteten Antragsteller auf ambulante Leistung um Personen mit erheblich eingeschränkter Alltagskompetenz (entsprechend SGB XI, § 45a). In Pflegestufe I betrug die Quote 23,7%, in Pflegestufe II 37,8% und in Pflegestufe III 52,3% [54].

Qualitätsgesicherte zusätzliche Betreuungsleistungen nach SGB XI , § 45 b sind Leistungen der Tages- und Nachtpflege, Kurzzeitpflege, zugelassene Pflegedienste (sofern es sich um besondere Angebote der allgemeinen Anleitung und Betreuung und nicht um Leistungen der Grundpflege und hauswirtschaftlichen Versorgung handelt) oder nach Landesrecht anerkannte niedrigschwellige Betreuungsangebote, die nach § 45 c gefördert oder förderungsfähig sind [116].

Bei niedrigschwelligen Betreuungsangeboten (SGB XI, § 45c) handelt es sich um Betreuungsgruppen für Demenzkranke, Helferinnenkreise zur stundenweisen Entlastung pflegender Angehöriger im häuslichen Bereich, die Tagesbetreuung in Kleingruppen oder Einzelbetreuung durch anerkannte Helfer, Agenturen zur Vermittlung von Betreuungsleistungen für Pflegebedürftige im Sinne des § 45a sowie Familienentlastende Dienste [9].

Eine Form der „Angehörigenberatung" ist als Agentur zur Vermittlung von Betreuungsleistungen für Pflegebedürftige im Sinne des § 45a und daher auch als ein niedrigschwelliges Angebot zu sehen.

Mit Ausnahme der Familienentlastenden Dienste beziehen sich die Angebote überwiegend auf demenzkranke Menschen. Nur vereinzelt gibt es auch Gruppenangebote und Helferkreise, die Menschen mit depressiver und wahnhafter Erkrankung oder Suchtproblematik ansprechen wollen [116].

Für die Leistungen muss zuerst ein Antrag bei der Pflegekasse gestellt werden. Die Feststellung, ob die Alltagskompetenz auf Dauer erheblich eingeschränkt ist (entsprechend SGB XI, § 45a), trifft der Medizinische Dienst der Krankenversicherung. Pflegebedürftige der Pflegestufe I, II oder III können die Aufwendungen mit der Pflegekasse nach dem Pflegeleistungs-Ergänzungsgesetz oder über die Verhinderungspflege abrechnen. Die Berechtigten erhalten die Mittel auf Antrag bei der jeweiligen Pflegekasse bzw. der entsprechenden privaten Pflegeversicherung gegen Vorlage der Belege der Eigenbelastung, die durch die Inanspruchnahme der Leistungen entstanden ist. Die Belege werden von den Anbietern der Angebote ausgestellt [116].

Die Aufwendungen für die häusliche Betreuung können nur dann mit der Pflegekasse abgerechnet werden, wenn der Anbieter eine Anerkennung durch das Land nach den Bestimmungen des Pflege-Versicherungsgesetzes (SGB XI, § 45 b) erhalten hat oder von der Pflegekasse zugelassen ist.

Diese Angebote stundenweiser Entlastung oder Betreuung von Menschen mit Demenz in der eigenen Häuslichkeit bieten sowohl die Verbände der Freien Wohlfahrtspflege und private Pflegeanbieter (z.B. ambulante Pflegedienste, Sozialstationen) als auch andere sozial engagierte Organisationen und Institutionen (z.B. Alzheimer-Gesellschaften, Einrichtungen der Städte und Gemeinden) an.

Ab dem 1. Juli 2008 werden niedrigschwellige Betreuungsangebote und ehrenamtliche Strukturen (SGB XI, § 45c, § 45d) ausgebaut. „Die Förderung dieser niedrigschwelligen Betreuungsangebote erfolgt als Projektförderung und dient insbesondere dazu, Aufwandsentschädigungen für die ehrenamtlichen Betreuungspersonen zu finanzieren, sowie notwendige Personal- und Sachkosten, die mit der Koordination und Organisation der Hilfen und der fachlichen Anleitung und Schulung der Betreuenden durch Fachkräfte verbunden sind. Dem Antrag auf Förderung ist ein Konzept zur Qualitätssicherung des Betreuungsangebotes beizufügen" (SGB XI, § 45c) [9] (S. 36).

Bei der Förderung ehrenamtlicher Strukturen sowie der Selbsthilfe bezieht sich das Gesetz auf Gruppen ehrenamtlich Tätiger bzw. zum bürgerschaftlichen Engagement bereiter Personen, Selbsthilfegruppen, -organisationen und –kontaktstellen. Selbst-

hilfegruppen sind „freiwillige, neutrale, unabhängige und nicht gewinnorientierte Zusammenschlüsse von Personen" (SGB XI, § 45d) [9] (S. 37), welche aufgrund eigener Betroffenheit oder als Angehörige das Ziel haben, durch wechselseitige Unterstützung die Lebenssituation von Pflegebedürftigen bzw. Personen mit erheblichem Betreuungsaufwand zu verbessern. Letzteres geschieht in „Angehörigengruppen".
Die Vermittlung der niedrigschwelligen Angebote soll künftig auch über die neu zu gründenden Pflegestützpunkte (SGB XI, § 92c) erfolgen. Derzeit gibt es in der Bundesrepublik Deutschland noch keine flächendeckende Versorgungsstruktur mit niedrigschwelligen Betreuungsangeboten. Über eine tatsächliche Bedarfsgröße gibt es keine Erkenntnisse. Die gesetzlichen Neuerungen sind bei den betroffenen Familien erst wenig bekannt [116].

Die Angebote „Pflegekurs" und „Hauswirtschaftliche Hilfe" sind nach SGB XI, § 45c keine niedrigschwelligen Angebote, jedoch auch keine „hochschwelligen" teilstationären oder stationären Angebote.
Pflegekassen sollen unentgeltliche Pflegekurse (SGB XI, § 45) für Angehörige und ehrenamtliche Personen anbieten, um soziales Engagement im Bereich der Pflege zu fördern und zu stärken. Die Kurse werden überwiegend von Pflegediensten oder Fachseminaren für Alten- und Krankenpflege, aber auch von Alzheimer-Gesellschaften angeboten. Sie werden von den Pflegekassen finanziert und sind für die Teilnehmenden in der Regel kostenlos. Über die einheitliche Durchführung und inhaltliche Ausgestaltung können die Landesverbände der Pflegekassen Rahmenvereinbarungen mit den Trägern dieser Einrichtungen schließen [9]. Nach SGB XI, § 45 können die Pflegekassen für die Durchführung von Pflegekursen geeignete Einrichtungen beauftragen. So hat zum Beispiel der Bundesverband privater Anbieter sozialer Dienste e.V. (bpa) landesweit für seine Mitgliedseinrichtungen mit den Pflegekassen Verträge abgeschlossen. Der bpa stellt über diese Verträge allen Versicherten Schulungs- und Beratungsleistungen kostenlos zu Verfügung [130].
Hauswirtschaftliche Hilfe kann über Sachleistung durch einen Pflegedienst (SGB XI, § 36) oder bei Inanspruchnahme des Pflegegeldes (SGB XI, § 37) erhalten werden. Pflegebedürftige haben nach SGB XI, § 36 bei häuslicher Pflege Anspruch auf Grundpflege und hauswirtschaftliche Versorgung als Sachleistung (häusliche Pflegehilfe). Häusliche Pflegehilfe wird durch geeignete Pflegekräfte erbracht, die entweder von der Pflegekasse oder bei ambulanten Pflegeeinrichtungen, mit denen die Pflege-

kasse einen Versorgungsvertrag abgeschlossen hat, angestellt sind. Nach SGB XI, § 71 steht eine ambulante Pflegeeinrichtung (Pflegedienst) unter ständiger Verantwortung einer ausgebildeten Pflegefachkraft. Die Vergütung der Leistungen muss entsprechend SGB XI, § 89 leistungsgerecht sein. Soweit die Versorgung von der Leistungspflicht der Pflegeversicherung umfasst ist, gilt die Gebührenordnung für die Vergütung (SGB XI, § 90).

1.1.4 Qualitätssicherung im Gesundheitswesen

Die Aktion Psychisch Kranke e.V. hat zahlreiche Forderungen in die Debatte zur Gestaltung des Pflegeleistungs-Ergänzungsgesetzes eingebracht. Folgende **Handlungsempfehlungen der Aktion Psychisch Kranke e.V.** wurden durch das Pflegeleistungs-Ergänzungsgesetz nicht umgesetzt [115]: Zum einen fand keine Veränderung des Pflegebegriffs (SGB XI, § 14) statt. Die bisherige Ausgestaltung benachteiligt Personen mit psychischen Störungen, insbesondere mit Demenz. Fähigkeiten und Beeinträchtigungen von Kognitionen, Erleben und Verhalten, Anleitung und Begleitung in Bezug auf Alltagsaktivitäten werden nicht berücksichtigt. Der Pflegebegriff muss stärker die Ressourcen einbeziehen und nicht nur von den Defiziten der betroffenen Personen ausgehen. Zum anderen gelang es nicht, die Ergebnisqualität bei der Leistungserbringung in den Vordergrund zu stellen und darauf Prozess- und Strukturqualität auszurichten [115]. Qualitätssicherung in der Pflege umfasst die Gesamtheit jener Maßnahmen und Instrumente, die darauf ausgerichtet sind, eine optimale pflegerische Versorgung gemäß dem Stand der wissenschaftlichen Kenntnisse zu realisieren [54]. Qualität im Gesundheitswesen wird entsprechend der bekannten Unterscheidung nach den Dimensionen entsprechend Donabedian (1966) Struktur-, Prozess- und Ergebnisqualität [39] bewertet. Zur Strukturqualität zählen die finanzielle Ausstattung, Zahl und Ausbildungsniveau der Beschäftigten und die technischen Hilfsmittel. Handlungen und Kommunikation gehören zur Prozessqualität. Das beinhaltet die Beachtung von Leitlinien, die Dokumentation und das Zusammenwirken der Beschäftigten. Die Ergebnisqualität beschreibt die Veränderungen im Gesundheitszustand [54].

Das Deutsche Institut für Normung e.V. [38] beschreibt ein allgemein für Organisationen anwendbares Qualitätsmanagement-Verfahren zur Qualitätssicherung. Hierbei geht es um einen kontinuierlichen Verbesserungsprozess unter Verantwortung der

Leitung, Beteiligung der Mitarbeiterinnen und Mitarbeiter sowie der Orientierung an den Anforderungen der beteiligten Parteien. Das Qualitätsmanagement ist ausgerichtet auf ständige Verbesserung der Wirksamkeit und Effizienz der Leistung einer Organisation. Die Verantwortung hinsichtlich der Festlegung von Qualitätszielen, Bereitstellung von Ressourcen und Realisierung der Qualitätsziele liegt bei der Leitung. Die Leitung hat die Ressourcen, welche zur Erreichung der Qualitätsziele benötigt werden, zu ermitteln und zur Verfügung zu stellen (Strukturqualität). Ferner hat die Leitung den Prozess zur Realisierung der Produkte sicherzustellen (Prozessqualität). Hier orientiert sie sich an den Anforderungen ihrer Kunden. Die Zufriedenstellung der beteiligten Parteien, d.h. das Erreichen der Qualitätsziele, lässt sich mit wirksamen und effizienten Messverfahren überprüfen (Ergebnisqualität). Das Zusammenwirken von Struktur-, Prozess- und Ergebnisqualität erfordert, dass alle drei Qualitätsdimensionen ausgestaltet sein müssen. Wird eine Dimension nicht ausreichend definiert bzw. berücksichtigt, kann die Qualität des Produktes nicht gesichert werden.

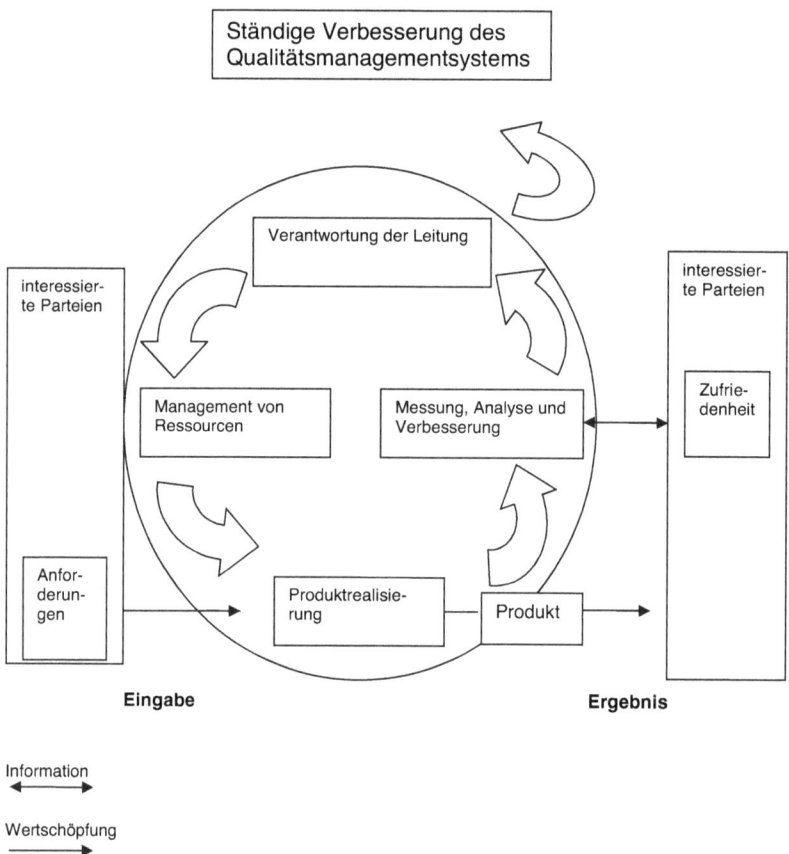

Abbildung 1: Modell eines prozessorientierten Qualitätsmanagementsystems in Anlehnung an das Deutsche Institut für Normung e.V. [38]

Für Betreuungsleistungen von zugelassenen Pflegeeinrichtungen und niedrigschwelligen Angeboten sind zusätzliche Regelungen der Qualitätssicherung zu treffen. Pflegedienste benötigen ein Konzept, aus welchem hervorgeht, dass es sich um besondere Angebote der allgemeinen Anleitung und Betreuung handelt. Zugelassene Pflegedienste können aber neben ihren besonderen Angeboten der allgemeinen Anleitung und Betreuung auch niedrigschwellige Betreuungsangebote anbieten. Für niedrigschwellige Angebote gibt es ein länderspezifisches Anerkennungsverfahren beim relevanten Ministerium oder der zuständigen Behörde nach entsprechenden Verordnungen [116].

Im Folgenden werden als erstes die Mindestqualitätsanforderungen des Bundes, zweitens Empfehlungen der Spitzenverbände der Pflegekassen und des Verbandes der privaten Krankenversicherung e.v. sowie drittens Länderverordnungen, Standards und Konzepte von niedrigschwelligen Angeboten aufgeführt.

Die Qualitätsanforderungen des **Bundes** durch das SGB XI sind für alle Bundesländer rechtsbindend. Dem Antrag auf Förderung eines niedrigschwelligen Angebots ist nach SGB XI, § 45c ein Konzept zur Qualitätssicherung des Betreuungsangebotes beizufügen. Zur Qualitätssicherung gehört die angemessene Schulung und Fortbildung der Helfenden sowie eine kontinuierliche fachliche Begleitung und Unterstützung der Ehrenamtlichen in ihrer Arbeit. Ferner muss ein ausreichender Versicherungsschutz (Haft-, Unfallschutz) vorliegen. Einmal im Jahr muss ein Tätigkeitsbericht erstellt, die fachlich qualifizierte Leitung des Dienstes nachgewiesen sowie angemessene räumliche Voraussetzungen belegt werden [136].

Den **Empfehlungen** der **Spitzenverbände der Pflegekassen** und des **Verbandes der privaten Krankenversicherung e.V.** zur Förderung von niedrigschwelligen Betreuungsangeboten sowie Modellvorhaben zur Erprobung neuer Versorgungskonzepte haben das Bundesministerium für Gesundheit (BMG) und die Bundesländer zugestimmt [3]. Sie gelten damit zusätzlich als verbindlich. In Tabelle 1 werden die Schulungsinhalte dargestellt.

Tabelle 1: Inhalte der Schulung und Fortbildung der Helferinnen und Helfer nach den Empfehlungen der Spitzenverbände der Pflegekassen und des Verbandes der privaten Krankenversicherung e.V. [3]

Schulungsinhalte:
- Basiswissen über Krankheitsbild(er), Behandlungsformen und Pflege der zu betreuenden Menschen
- Situation der pflegenden Personen
- Umgang mit den Erkrankten, Erwerb von Handlungskompetenzen im Umgang mit Verhaltensauffälligkeiten wie Aggressionen und Widerständen

- Methoden und Möglichkeiten der Betreuung und Beschäftigung
- Kommunikation und Gesprächsführung

Fachliche Anleitung und Begleitung:
- Krankenschwester oder Krankenpfleger, Altenpflegerinnen oder Altenpfleger, Heilerziehungspflegerinnen oder Heilerziehungspfleger
- Fachliche und psychosoziale Anleitung, Begleitung, Unterstützung; Fall- und regelmäßige Teambesprechungen
- Angemessener Versicherungsschutz

Die Versorgungsstruktur niedrigschwelliger Angebote in der Bundesrepublik Deutschland zeigt eine ungleiche Ausgangssituation in den unterschiedlichen Bundesländern mit jeweils länderspezifischen Anerkennungs- und Förderverordnungen [116]. Regional ergibt sich aufgrund der länderspezifischen **Betreuungs-Verordnungen** ein uneinheitliches Bild hinsichtlich der Mindestqualitätsanforderungen. Rahmenbedingungen für niedrigschwellige Betreuungsanbote werden nach SGB XI, § 45b vom jeweiligen Bundesland anhand der Anerkennung geregelt. Um anerkannt zu werden, müssen bestimmte Bedingungen erfüllt werden, die in den jeweiligen Rechtsverordnungen der Bundesländer geregelt sind. In den Tabellen 2 bis 4 werden beispielhaft **Auszüge aus den Verordnungen der Bundesländer Baden-Württemberg** [11], **Bayern** [14] und **Thüringen** [10] und zu den Qualitätsanforderungen an niedrigschwellige Angebote aufgeführt.

Tabelle 2: Verordnung des Landes Baden-Württemberg über die Anerkennung des niedrigschwelligen Betreuungsangebots nach SGB XI, § 45b Abs. 3 (BtAngVO) [11]

§ 5 Voraussetzung für die Förderung niedrigschwelliger Betreuungsangebote

(3) Die angemessene Schulung und Fortbildung der bürgerschaftlich Engagierten muss folgende Qualitätsmerkmale aufweisen:

1. Basiswissen über Krankheitsbilder, Behandlungsformen und Pflege der zu betreuenden Menschen
2. Allgemeine Situation der pflegenden Personen einschließlich ih-

res sozialen Umfelds

3. Umgang mit dem Erkrankten, insbesondere Erwerb von Handlungskompetenzen im Umgang mit Verhaltensauffälligkeiten wie Aggressionen und Widerständen

4. Methoden und Möglichkeiten der Betreuung und Beschäftigung und

5. Kommunikation und Gesprächsführung

§ 6 Inhalt der Förderung niedrigschwelliger Betreuungsangebote

Gefördert werden Aufwandsentschädigungen für die bürgerschaftlich Engagierten und Personal- und Sachkosten, die aus der Erfüllung folgender Aufgaben entstehen:

1. Koordination und Organisation der Hilfen
2. Fachliche Anleitung
3. Schulung und Fortbildung der bürgerschaftlich Engagierten
4. Kontinuierliche fachliche Begleitung und Unterstützung der Fachkräfte

Tabelle 3: Verordnung zur Ausführung des Elften Buchs Sozialgesetzgebung (SGB XI) Soziale Pflegeversicherung (AVPflegeVG) in Bayern [14]

§ 41 Voraussetzung für Anerkennung

(2) Auf Dauer ausgerichtetes Betreuungsangebot, regelmäßige und verlässliche Betreuung

§ 44 Gegenstand der Förderung

(3) Gefördert werden vorrangig die Personal- und Sachkosten, die aus der Koordination und Organisation der Hilfen und der fachlichen Anleitung, Schulung und Fortbildung der Helfenden sowie der kontinuierlichen fachlichen Begleitung und Unterstützung durch Fachkräfte entstehen sowie Aufwandsentschädigungen für die ehrenamtliche Betreuung.

§ 45 Voraussetzung für die Förderung

(2) Voraussetzung für die Förderung von Schulungs- und Fortbildungsmaßnahmen für ehrenamtliche Helferinnen und Helfer ist, dass sie von fortgebildeten Pflegefachkräften oder von diplomier-

ten und graduierten Sozialpädagogen und Sozialarbeitern mit mehrjähriger einschlägiger Berufserfahrung oder vergleichbarer Vorbildung geführt werden.

(3) Voraussetzung für die Förderung von Angehörigengruppen ist dass:

1. die fachliche und psychosoziale Anleitung durch eine fortgebildete Pflegefachkraft oder durch eine Fachkraft mit sozialpädagogischer Erfahrung sichergestellt ist,
2. der Gruppe durchschnittlich mindestens sechs Teilnehmende angehören und mindestens 10 Treffen im Jahr stattfinden.

§ 47 Höhe der Förderung

Schulung (mindestens 40 Schulungseinheiten)

Fortbildung (mindestens acht Fortbildungseinheiten)

Tabelle 4: Thüringer Verordnung über die Anerkennung und Förderung niedrigschwelliger Betreuungsangebote (THBtAngVO) [10]

§ 2 Anerkennung niedrigschwelliger Betreuungsangebote

(1) Konzept zur Qualitätssicherung mit folgenden Inhalten

1. Anzahl der Betreuer im Verhältnis zu Betreuten
2. auf Dauer ausgerichtetes, regelmäßiges Angebot
4. Beschreibung Betreuungsangebot
5. Schulung und Fortbildung der Helferinnen bzw. Helfer (s.o. Inhalte der Schulungen und Berufsgruppen entsprechend den Ausführungen der Spitzenverbände der Pflegekassen)

(1) Anleitung und Begleitung durch Fachkraft

(2) regelmäßige fallbezogene Teambesprechungen

(4) ausreichender Versicherungsschutz der Helferinnen bzw. Helfer

(5) jährlicher Tätigkeitsbericht

Einzelne Bundesländer haben weitere Qualitätskriterien in ihre Verordnung aufgenommen. Das Land Brandenburg (AnerkV, § 3) führt noch über die Empfehlungen der Spitzenverbände der Pflegekassen und des Verbandes der privaten Krankenversicherung e.V. hinausgehende Inhalte für die Fortbildung der Helferinnen und Helfer wie Umgang mit Krisen und Notfallsituationen, psychosoziale Folgen von Krankheiten und Möglichkeiten der Hilfe, rechtliche Rahmenbedingungen und Regelungen sowie die Rolle der ehrenamtlichen Helferinnen und Helfer auf. Die Verordnungen von Baden-Württemberg (BtAngVO, § 5) [11], Bayern (AVPflVO, § 7) [14] , Brandenburg (AnerkV, § 3) [12] , Nordrhein-Westfalen (HBPfVO, § 3) [13] und Thüringen (THBtAngVO, § 2) [10] differieren auch hinsichtlich der Nennung anleitender Fachkräfte mit sozialpädagogischer, psychiatrischer, gerontopsychiatrischer und ergotherapeutischer Erfahrung. Brandenburg (AnerkV, § 3) und Nordrhein-Westfalen (HBPfVO, § 3) [13] geben eine Schulung von 30 Stunden, Niedersachsen (AnerkVO, § 2) und Schleswig-Holstein (LVO, § 2) [6] von 20 Stunden an. Bayern fordert mindestens 40 Schulungseinheiten (AVPflegeVG, § 47) Baden-Württemberg (BtAngVO, § 3) erwartet eine Einzelbetreuung an mindestens 3 Tagen pro Woche.

Im Freistaat Bayern sind die Voraussetzungen für die Förderung von Angehörigengruppen, dass die fachliche und psychosoziale Anleitung durch eine fortgebildete Pflegefachkraft oder Fachkraft mit sozialpädagogischer Erfahrung sichergestellt ist [14]. Der Gruppe sollten durchschnittlich sechs Teilnehmer angehören [14]. Es sollten mindestens 10 Treffen im Jahr stattfinden [14].

Anhand von qualitativen Interviews wurde in Nordrhein-Westfalen die Sichtweise von zehn Experten zu den **Anforderungen** an eine Schulung Ehrenamtlicher untersucht und mit der Verordnung über niedrigschwellige Hilfe- und Betreuungsangebote für Pflegebedürftige des Landes Nordrhein-Westfalen (HBPfVO) verglichen [52] (Tab.6). Die Experten plädieren für eine flexible (entsprechend den Erfahrungen der Ehrenamtlichen) Schulung mit rechtlichen Grundlagen. Das Land Nordrhein-Westfalen hält bei den Inhalten der Schulung den Umgang mit Verhaltensauffälligkeiten und Aggressionen für wichtig.

Tabelle 6: Anforderungen an Schulungsinhalte für Ehrenamtliche in Nordrhein-Westfalen [52]

	Nordrhein-Westfalen	Schulungsinhalte aus Expertensicht	
	Schulungsinhalte der HBPfVO (2003)	allgemeine Aspekte	alternative Aspekte
Grundwissen	Basiswissen zu: • Krankheitsbildern, • Behandlungsformen, • Pflege	Krankheitslehre speziell zu Demenz und Erste Hilfe	Alltagspraktische und situationsspezifisch ausgerichtete Schulung
Einsatzfeld	Allgemeine Situation und Pflege des zu Betreuenden	Feld des Pflegearrangements, Versorgungssystem	
Praktische Fähigkeiten	Umgang mit Erkranktem, Erwerb von Handlungskompetenz im Umgang mit Verhaltensauffälligkeiten, Aggressionen und Widerständen	Praktische Fähigkeiten, Hilfe- und Beschäftigungsmöglichkeiten	Schulung durch Ehrenamtliche
	Methoden und Möglichkeiten der Beschäftigung		Schulung aufgrund gemachter Erfahrungen mit dem Engagement
	Kommunikation und Gesprächsführung		Flexible Schulungsangebote
Reflexive Kompetenzen		Profilschärfung (Grenzen des Ehrenamts), Selbstreflexion, psychosoziale Kompetenzen	Reflexive Begleitung der Ehrenamtlichen
Spezielles Wis-		Wissen um Vorsorgevollmacht und Betreuungs-	

| sen | | verfügung sowie rechtliche Grundlagen | |
| | | Familienorientierte Sichtweise | |

Standards zur Schulung von Helferinnen bzw. Helfern und Standards zur Angehörigenberatung in Tab.7 und Tab.8 zeigen im Vergleich bei ersteren einen gerontopsychiatrischen und bei zweiteren einen beratenden, fallorientierten, auf breitem Wissen fundierten Schwerpunkt [16, 92].

Tabelle 7: Obligatorische Schulungsmaßnahme zur Anerkennung des Helferinnenkreises nach der bayerischen Durchführungsverordnung [92]

Bausteine der Schulung: Fortbildungseinheit (1 FE) = 45 Min.
- Einführung in die Schulung (3 FE)
- Basiswissen gerontopsychiatrische Krankheitsbilder (6 FE)
- Die Situation der pflegenden Angehörigen (7 FE)
- Umgang mit gerontopsychiatrisch erkrankten Menschen und Methoden der Betreuung und Beschäftigung (10 FE)
- Kommunikation und Gesprächsführung (5 FE)
- Rolle als Helferin oder Helfer (6 FE)
- Basiswissen Pflege/Aktivitäten des täglichen Lebens (6 FE)
- Basiswissen Recht (Pflegeversicherung, Betreuungsrecht) (3 FE)
- Abschluss der Schulung (3 FE)

Tabelle 8: Qualitätsstandards zur Angehörigenberatung der BAGA (Bundesarbeitsgemeinschaft Alten- und Angehörigenberatung e.V.) [16]

• Klientenorientierte Arbeit
• Psychosozialer Beratungsansatz (psychosoziale- und sozialthe-

- rapeutische Methoden und Sichtweisen), praktische Hilfestellung, Einzelfallorientierung (Biographie und spezifische Lebenssituation), Einzel-, Familien- und Gruppenarbeit, zugehende Beratung
- Betreuung (Case-Management), Beratung (Verbesserung der Handlungskompetenz), Therapie (Befassen mit seelischen Problemen), Begleitung (bei Bedarf zur Verfügung stehen)
- Qualifizierung: Grundausbildung in helfendem Beruf; Fachwissen, psychosoziale Kompetenz, persönliche Fähigkeiten und Erfahrungen (Fachwissen Pflege, Gerontopsychiatrie, Altenhilfestrukturen), beraterisch-psychotherapeutische Kompetenz, Fähigkeiten im Umgang mit Belastungssituationen, multidisziplinäres Team (Fortbildung, Supervision)
- Prozessschema: Anamnese, Diagnose, Intervention, Evaluation

Die Ausgestaltung der **Konzeptionen** variiert nach Hilfediensten und Bundesländern (Tab.9 und Tab.10). Die Basiskonzeption zu den Betreuungsdiensten in Baden-Württemberg weist detaillierte Inhalte zu den Rahmenbedingungen und der Qualitätssicherung auf [73]. Die Konzeption der Angehörigenberatung aus Bayern bleibt in ihrer Darstellung bei einer allgemeineren Form [5].

Tabelle 9: Basiskonzeption der Alzheimer Gesellschaft Baden-Württemberg e.V. zu den Häuslichen Betreuungsdiensten für Menschen mit Demenz (einschließlich Helferinnenkreise) [73]

- Ausgangssituation
- Entwicklung der Häuslichen Betreuungsdienste in Baden Württemberg
- Begriff: „Häusliche Betreuungsdienste für Menschen mit Demenz"
- Ziele von Häuslichen Betreuungsdiensten
- Inhaltliche Beschreibung, Aufgaben Häuslicher Betreuungs-

- dienste
- Aufgabe und Rolle der Betreuerinnen und Betreuer
- Beschäftigungsangebote
- Rituale
• Rahmenbedingungen und Akzeptanz Häuslicher Betreuungsdienste
- Zeitlicher Umfang der Betreuungszeiten (mindestens 2 Stunden, im Einzelfall kürzer)
- Gleichbleibende Betreuungsperson (bei mehreren Einsätzen in der Woche auch 2 Personen)
- Kontinuierliche Öffentlichkeitsarbeit und Vernetzung
- Kooperation mit einer Betreuungsgruppe
- Kooperation mit ambulanten Pflegediensten
- Ressource Nachbarschaftshilfe
- Überlegungen zum Häuslichen Betreuungsdienst in einer Nachbarschaftshilfe
- Kosten der Betreuung (8,- Euro für 2-3 Stunden)
- Finanzielle Förderung durch das Land und die Pflegekassen
- Versicherung (z.B. Vereinhaftpflichtversicherung)
• Qualitätssicherung der Arbeit in Häuslichen Betreuungsdiensten
- Anspruch und Schulungsbedarf
- Grundschulung der (ehrenamtlichen) Mitarbeiterinnen und Mitarbeiter (gerontopsychiatrische Erkrankungen, Situation pflegender Angehöriger, Versorgungsstrukturen)
- Organisation (etwa 30 Zeitstunden bzw. 40 Unterrichtseinheiten à 45 Minuten)
- Hospitationen
- Neueinsteigerinnen und –einsteiger (Einführungen und Hospitationen in Betreuungsgruppen)
- Vernetzung und Kooperation bei Grundschulung und Fortbildung
- Fachliche Begleitung

- Aufgaben und Qualifikation der begleitenden Fachkraft (Mitwirkung bei Organisation und Schulung, Koordination Betreuungseinsätze)
- Begleiteter Erstbesuch im häuslichen Bereich
- Besprechungen des Häuslichen Betreuungsdienstes (Qualifizierung und fachliche Begleitung der Betreuerinnen bzw. Betreuer, Fallbesprechungen, bei 1-2 Betreuungseinsätzen pro Woche alle zwei Monate Besprechung)
- Fortbildungsangebote (1-2 Fortbildungstage pro Jahr)
- Dokumentation der Betreuungseinsätze (wie wurde Patient erlebt, welche Aktivitäten standen im Vordergrund, gab es Auffälliges?)
- Qualitätskonzept

Tabelle 10: Konzeption der Angehörigenberatung e.V. Nürnberg (2009) [5]

- Niedrigschwelligkeit der Beratung (freiwillig, vertraulich, hohe Erreichbarkeit, anonym, kostenlos)
- Fachpersonal: Sozialpädagoginnen und –pädagogen z.T. mit zusätzlichen Qualifikationen (z.B. Altenpflege, Familientherapie, Gerontologie)
- Regelmäßige Fallbesprechungen, regelmäßige Fortbildung, monatliche Supervision
- Gute Erreichbarkeit mit öffentlichen Verkehrsmitteln
- Arbeitsgrundsätze: Kompetenzorientierung, Parteilichkeit, ganzheitlicher Beratungsansatz, Unabhängigkeit
- Ziele: Entlastung und Stärkung der Angehörigen (Hilfe zur Selbsthilfe), Erhalt der Lebensqualität der Demenzkranken, Vernetzung gerontopsychiatrischer Versorgungslandschaft, Integration Kranker und Angehöriger
- Aufgaben: Beratung und Begleitung (Angehörige, Demenzkranke), Fachberatung (Fachleute, Einrichtungen), Gruppenangebote (Angehörige, Demenzkranke), Seminare (Angehörige),

> Freizeit- und Erholungsangebote, Helferinnenkreis (Laienhelferinnen und -helfer), Fortbildungen und Fachtagungen, Gremienarbeit und Kooperation, Interessenvertretung
> - Öffentlichkeitsarbeit

Nachfolgend werden für die Angebote „Hauswirtschaftliche Hilfe" und „Pflegekurs" die gesetzlichen Vorgaben, Standards, Rahmen- und Maßnahmenpläne beschrieben.

Zugelassene Pflegeeinrichtungen sind verpflichtet, Maßnahmen der Qualitätssicherung und ein Qualitätsmanagement durchzuführen (SGB XI, § 112), zur Sicherung und Weiterentwicklung der Qualität in der Pflege Expertenstandards anzuwenden (nach § 113a) sowie bei Qualitätsprüfungen nach § 114 mitzuwirken. Die Prüfung der hauswirtschaftlichen Versorgung ambulanter Pflegeeinrichtung durch den Medizinischen Dienst der Krankenversicherung bezieht sich auf Rahmenbedingungen, Ablauf und Durchführung der Leistungserbringung und die Ergebnisqualität - so beschrieben in den Richtlinien des GKV-Spitzenverbandes über die Prüfung der in Pflegeeinrichtungen erbrachten Leistungen und deren Qualität nach § 114, SGB XI (Qualitätsprüfungs-Richtlinien) [8]. Genaue Angaben zur Einhaltung der Infektionshygiene bei der Hauswirtschaftlichen Hilfe schreibt das Infektionsschutzgesetz (IfSG, § 36) vor [4]. Einen Rahmenhygieneplan für ambulante Pflegedienste zur Erstellung von Hygieneplänen nach IfSG, § 36 haben die Länder Sachsen-Anhalt, Brandenburg und Mecklenburg-Vorpommern entwickelt [7]. Von der Deutschen Gesellschaft für Krankenhaushygiene gibt es einen Maßnahmenplan für MRSA (Methicillin-resistenter Staphylococcus aureus) in Gesundheitseinrichtungen [1] und einen Berufskleidungs- und Handschuhplan [2].

Für die häusliche Pflege über Pflegegeld sind regelmäßige Besuche eines anerkannten Dienstes vorgesehen, der berät und überprüfen soll, dass Grundpflege und hauswirtschaftliche Versorgung sichergestellt sind (SGB XI, § 37).

Durch Schulungen in Form von Pflegekursen oder in Form von Einzelanleitung direkt am Pflegebett soll die Qualität der durch Angehörige und andere Laienkräfte durchgeführten häuslichen Pflege sichergestellt werden (SGB XI, § 45).

In der sich anschließenden Zusammenfassung werden die Qualitätsanforderungen für alle fünf Angebote durch SGB XI, Länderverordnungen, Rahmenvereinbarungen, Standards und Konzepte auf lokaler Ebene im Gesamten dargestellt.

Zusammenfassung: Qualitätssicherung im Gesundheitswesen

Angebot	Vorgaben	Inhalt
SGB XI und sonstige Gesetze, Empfehlungen, Richtlinien und Maßnahmenpläne auf Bundesebene		
Angehörigenberatung	SGB XI, § 45c	Förderung
Angehörigengruppe	SGB XI, § 45d	Förderung
Hauswirtschaftliche Hilfe	SGB XI, § 112	Maßnahmen der Qualitätssicherung und des Qualitätsmanagements
	IfSG, § 36	Einhaltung der Infektionshygiene
	Richtlinien des GKV-Spitzenverbandes über die Prüfung der in Pflegeeinrichtungen erbrachten Leistungen und deren Qualität nach § 114, SGB XI (Qualitätsprüfungs-Richtlinien)	Rahmenbedingungen, Ablauf, Durchführung, Ergebnisqualität
	Deutsche Gesellschaft für Krankenhaushygiene	Maßnahmenplan für MRSA in Gesundheitseinrichtungen
	Deutsche Gesellschaft für Krankenhaushygiene	Berufskleidungs- und Handschuhplan
	SGB XI, § 37	Beratung in der eigenen Häuslichkeit
Betreuungsdienst	SGB XI, § 45c	Schulung und Fortbildung Helferinnen und Helfer

	Empfehlungen der Spitzenverbände der Pflegekassen und des Verbandes der privaten Krankenversicherung e.V.	Schulung der Helferinnen und Helfer: anleitende Fachkraft (Krankenschwester, –pfleger; Altenpfleger/innen; Heilerziehungspfleger/innen)
Pflegekurs	SGB XI, § 45	Schulung in Gruppen oder Einzelschulung

Länderverordnungen und Rahmenvereinbarungen auf Länderebene		
Angehörigenberatung	-	-
Angehörigengruppen	Bayern	Fachliche und psychosoziale Anleitung durch fortgebildete Pflegefachkraft oder Fachkraft mit sozialpädagogischer Erfahrung; Mindestens 6 Teilnehmer; Mindestens 10 Treffen im Jahr
Hauswirtschaftliche Hilfe	Sachsen-Anhalt, Mecklenburg-Vorpommern, Brandenburg	Rahmenhygieneplan (nach IfSG, § 36)
Betreuungsdienst	Verordnungen in den einzelnen Bundesländern	Schulung Helferinnen und Helfer durch anleitende Fachkräfte (Sozialpädagogen/innen etc.), 20 bis 40 Schulungseinheiten
Pflegekurs	-	-

Konzepte, Standards auf lokaler Ebene		
Angehörigenberatung	Vereine	Ziele, Inhalte, Rahmenbedingungen, Qualitätssicherung
Angehörigengruppe	-	-
Hauswirtschaftliche Hilfe	-	-
Betreuungsdienst	Vereine	Ziele, Inhalte, Rahmenbedingungen, Qualitätssicherung
Pflegekurs	Vereine, Institute	Schulungsinhalte

1.1.5 Verbleib in eigener Häuslichkeit von Demenzkranken

Von den über zwei Millionen pflegebedürftigen Menschen in der Bundesrepublik Deutschland leben 68% im eigenen Haushalt und werden von Familienangehörigen und anderen Menschen des privaten Netzes vollständig oder zum Teil versorgt [25]. 92% der pflegebedürftigen Menschen, die in Privathaushalten leben, werden von Familienangehörigen betreut [25]. Bei einem Drittel der Betreuten ist die Hauptpflegeperson die Partnerin (20%) oder der Partner (12%), bei einem weiteren Drittel eine Tochter (23%) oder Schwiegertochter (10%). Etwa 80% der Pflegenden sind Frauen. Ein Drittel der Pflegenden ist 65 Jahre und älter, die Hälfte der Pflegenden [26] ist zwischen 40 und 64 Jahre alt. 46% der Pflegebedürftigen in Privathaushalten haben eine Demenzerkrankung [138]. Nach einer Studie konnten nur 12% der schwer und knapp 30% der mittelschwer Demenzkranken ohne Schwierigkeiten mehrere Stunden alleine gelassen werden [114].

1.1.6 Prävalenz und chronische Progredienz von Demenzen

Nach der International Classification of Diseases (ICD-10) sind wesentliche Merkmale des Demenzsyndroms die Abnahme des Gedächtnisses und anderer kognitiver Fähigkeiten (Urteilsfähigkeit, Denkvermögen, etc.) über einen Zeitraum von mindestens sechs Monaten. Hinzu kommen Störungen der Affektkontrolle, des Antriebs sowie des Sozialverhaltens (emotionale Labilität, Reizbarkeit, Apathie). Zudem gibt es keine Hinweise auf einen nur vorübergehenden Verwirrtheitszustand. Die Alzheimer-Demenz ist mit ca. 60% die häufigste Form der Demenzerkrankungen. Als Risikofaktoren wurden Alter und familiäre Belastung nachgewiesen. Die zweithäufigste Form der Demenzen ist mit 10% bis 20% die vaskulär bedingte Demenz. Als Risikofaktoren gelten arterielle Hypertonie, Diabetes mellitus, Hyperlipidämie, Rauchen und erheblicher Alkoholkonsum. 20% der Demenzen sind eine Mischform aus vaskulärer und Alzheimer-Demenz. Die Differenzierung zwischen einem Demenzsyndrom und einer „leichten kognitiven Beeinträchtigung" ist differentialdiagnostisch schwierig. Nicht zu beantworten ist nach wie vor, ob eine leichte kognitive Beeinträchtigung als gutartige altersassoziierte Leistungsminderung oder als Vorstadium einer dementiellen Erkrankung zu interpretieren ist [87].

Unter Prävalenz versteht man die Gesamtzahl der Krankheitsfälle, die in einer definierten Population in einem definierten Zeitraum auftreten. Die Versorgung dementieller Erkrankungen stellt eine Herausforderung an das Gesundheitssystem dar [59]. Die Prävalenz von Demenzen in der Gruppe der über 60jährigen liegt in den industrialisierten Ländern bei 4,3% bis 6,4% [49, 93].

Für Deutschland ergibt sich 2002 eine Gesamtprävalenzrate zwischen 6,5% und 7,3% der über 65jährigen Bevölkerung. Die leichten, mittelschweren und schweren Krankheitsstadien stehen in einem Verhältnis von ca. 3:4:3 [138]. Geschätzt wird, dass sich nochmals die gleiche Anzahl an Menschen in einem fraglichen oder sehr leichten Demenzstadium befinden. Mit steigender Lebenserwartung ist mit einem weiteren Anstieg der Prävalenz zu rechnen. Das Risiko an einer Form der Demenz erkrankt zu sein, beträgt bis zum Alter von 80 Jahren weniger als 10%, bei den über 90jährigen etwa 40%. Insgesamt sind ca. 1,1 Mio. Menschen von einer Demenzerkrankung betroffen [50].

Zudem liegt bei den meisten Demenzformen eine chronische Progredienz vor. Das heißt, sie sind nicht „heilbar" und der Gesundheitszustand verschlechtert sich zunehmend. Ziel der Hilfemaßnahmen sollte sein, Demenzsymptome günstig zu beeinflussen sowie Selbständigkeit und Wohlbefinden des Patienten zu fördern. Die vorhandenen Möglichkeiten zur Behandlung, sowohl im medikamentösen wie im nichtmedikamentösen Bereich, sollten konsequent eingesetzt werden [45, 68].

Unter Inzidenz werden die neu aufgetretenen Krankheiten in einer bestimmten Population innerhalb eines definierten Zeitraumes verstanden. Die Inzidenz dementieller Erkrankungen beträgt zwischen 1,4% und 3,2% bei den über 65jährigen in Deutschland [138].

Dementielle Erkrankungen sind die Hauptursache von schwerer Pflegebedürftigkeit. Der Anteil steigt mit zunehmender Pflegestufe an und beträgt in Pflegestufe III 76% [138]. Das Demenzsyndrom ist eine der häufigsten und folgenreichsten psychiatrischen Erkrankungen im höheren Alter. Es ist gekennzeichnet von einem fortschreitenden Verlust an Gedächtnisleistungen und kognitiven Funktionen, der meist nach mehrjährigem Verlauf in geistigen Verfall und Verlust der Sprachfähigkeit übergeht und schließlich zur völligen Pflegebedürftigkeit und zum Tod führt [139]. Die neben den kognitiven Störungen auftretenden psychischen Auffälligkeiten führen zur Verschlechterung der Lebensqualität des Kranken und zu erheblichen Belastungen für die Betreuenden [139].

1.1.7 Demographischer Wandel und Demenzrisiko

Der bedeutendste Risikofaktor für die Alzheimer-Krankheit ist das Alter [50]. Über 70% aller Demenzkranken sind Frauen [138]. Sie haben eine längere Krankheitsdauer und eine im Vergleich zu Männern höhere Lebenserwartung. In Deutschland liegt die durchschnittliche Lebenserwartung der im Jahr 2005 geborenen Mädchen nach Berechnungen des Statistischen Bundesamtes bei 81,3 Jahren, die Lebenserwartung der gleichaltrigen Jungen bei 75,6 Jahren [86].

„Demographischer Wandel" bedeutet, dass der Anteil der älteren Menschen in der Bevölkerung aufgrund der steigenden Lebenserwartung bei gleichzeitigem Rückgang der Geburten zunehmen wird. Insbesondere die Zahl der Hochaltrigen wird sich überproportional vergrößern. Zum anderen wird nach dem Jahr 2020 eine Abnahme der Gesamtbevölkerung erwartet, wobei die Bevölkerung im Erwerbsalter prozentual stärker schrumpfen wird als die Gesamtbevölkerung [25]. Im internationalen Vergleich ist in Deutschland der Rückgang der Geburtenrate bei gleichzeitigem Anstieg der Lebenserwartung besonders ausgeprägt. Deutschland ist weltweit das Land mit dem vierthöchsten Durchschnittsalter der Bevölkerung ab 60 Jahren (nach Japan, Italien, Schweiz) und das Land mit dem dritthöchsten Anteil der Bevölkerung ab 60 Jahren (nach Italien, Griechenland) [26]. Ferner ist eine Kompression der Morbidität nachweisbar – eine zunehmende Verschiebung von chronischen Erkrankungen und Fähigkeitseinbußen auf die letzten Jahre vor dem Tod [86].

Im Jahr 2005 lebten in Deutschland 3,4 Millionen 80jährige und Ältere. Im Jahr 2020 werden es fast 6 Millionen sein. Diese Entwicklung wird mit einer erhöhten Anzahl Demenzkranker einhergehen. Frauen im Alter von 65 Jahren haben heute ein Risiko von 34,5% und Männer von 16,0% in ihrer restlichen Lebenszeit ein Demenzsyndrom zu entwickeln [70]. Für diese gesellschaftlichen Veränderungen sind die Institutionen und Leistungen des sozialen Sicherungssystems (medizinische und pflegerische Versorgung) den Bedürfnissen des hohen Alters anzupassen [26].

1.1.8 Bedeutung niedrigschwelliger Angebote im Gesundheitssystem

Die ethische Bedeutung der Behandlung älterer, kranker Menschen in der Gesellschaft und der gleichzeitige Wettbewerb um Ressourcen im Gesundheits- und Sozialsystem lässt nach Hallauer [71] die Versorgung Demenzkranker zu einem Prüfstein für Humanität in der Sozialbürokratie und Angemessenheit der tief greifenden kommenden Reform der Sozialversicherungssysteme werden.

Die hohe Anzahl an Demenzpatienten hat in Deutschland erhebliche volkswirtschaftliche Kosten zur Folge. Pro Patient und Jahr ist von Gesamtkosten in Höhe von 43.767 Euro auszugehen. 2,5% entfallen auf die Krankenversicherung (Medikamente, ärztliche Konsultationen, Klinikaufenthalte), 29,6% auf die Pflegeversicherung und 67,9% auf die Familie [72].

Das Statistische Bundesamt errechnete, dass im Jahr 2002, bezogen auf alle Diagnosegruppen, 10% aller Krankheitskosten auf psychische und Verhaltensstörungen entfielen (22,4 Mrd. Euro). Innerhalb dieser Gruppe war der größte Teil den Demenzerkrankungen zuzuordnen (5,6 Mrd. Euro). Auf Depressionen entfielen 4,0 Mrd. Euro und auf neurotische, Belastungs- und somatoforme Störungen 2,8 Mrd. EUR [126]. Untersuchungen zeigen, dass die indirekten Kosten, unbezahlter Betreuungsaufwand der Angehörigen von durchschnittlich 6 bis 10 Stunden täglich, den höchsten Anteil (bis zu zwei Drittel) der Gesamtkosten ausmachen [139]. In Zukunft ist damit zu rechnen, dass vermehrt finanzielle Belastungen für die Volkswirtschaft durch gesellschaftliche Veränderungen entstehen. Familiäre Hilfe muss zunehmend durch professionelle Hilfe ersetzt werden, wenn das familiäre Pflegepotenzial aufgrund niedriger Geburtenraten, erhöhter Mobilität und der Berufstätigkeit von Frauen abnimmt, wenn Familien aufgrund von Scheidung häufiger auseinander brechen und wenn die Bereitschaft und Fähigkeit von Angehörigen, demenzkranke Familienmitglieder zu pflegen, abnimmt [139]. Die Versorgungslücke, welche durch Schrumpfen des familialen Potentials und gleichzeitiger Zunahme der Anzahl der Hochaltrigen entsteht, wird nicht allein durch professionelle Kräfte ausgefüllt werden können. Die Förderung von Selbsthilfegruppen und freiwilligem bürgerschaftlichen Engagement ist notwendig [26]. Die Gesellschaft wird die Entwicklung nur dann finanziell verkraften können, wenn es gelingt, durch informelle Unterstützung die häusliche Pflege möglichst lange fortsetzen zu können. Freunde und Nachbarn spielen nur eine sehr geringe Rolle. Dagegen steht die Unterstützung durch Selbsthilfegruppen sowie durch freiwillig Engagierte im Vordergrund. Es existieren viele unterschiedliche Gruppen. Diese leisten unter minimalem finanziellen Aufwand hervorragende Betreuung von Demenzkranken. Daher wird es um die Weiterentwicklung dieser Modelle und deren Vernetzung mit professionellen Angeboten gehen [26].

1.1.9 Belastung pflegender Angehöriger von Demenzkranken

Gravierend zeigt sich der im Verlauf der dementiellen Erkrankung fortschreitende Verlust der Selbständigkeit. Dies führt zu einer umfassenden Pflege- und Beaufsichtigungsbedürftigkeit. Es besteht ein Zusammenhang zwischen zunehmender Demenzschwere und steigender Pflege- und Hilfebedürftigkeit [17]. Eine signifikant höhere Belastung wurde bei pflegenden Angehörigen von Demenzkranken im Vergleich zu Nichtdemenzkranken festgestellt [60]. Die Pflege von Menschen mit Demenz ist aufwändiger, zeitintensiver und belastender als die Pflege von körperlich beeinträchtigten Menschen ohne Demenz [61]. Nicht physische wohl aber kognitive und verhaltensbezogene Probleme von Demenzkranken führen vermehrt zu Belastungen und Depressionen bei Angehörigen [15]. Bei demenzkranken Männern tritt vorwiegend Aggressivität als Hauptproblem, bei den Frauen Apathie auf [51].

Zwischen 30% und 50% der betreuenden Angehörigen erkranken selbst körperlich und/oder seelisch. Die Angehörigen leiden meistens unter Zeitmangel und Verlust der Unabhängigkeit. Sie fühlen sich sozial isoliert und leiden unter der Veränderung der Beziehung [128]. Pflegende Ehepartner, die die Pflege als stressvoll erleben, haben ein erhöhtes Mortalitätsrisiko. Die stark veränderte Beziehung mit dem Kranken, Reduzierung des sozialen Netzwerks (aufgrund von Stigmatisierungsprozessen oder weniger Möglichkeiten des Kontakts), familiäre Konflikte, inklusivem Rückzug vom Pflegenden und Einsamkeit kann zu erhöhter körperlicher und psychischer Morbidität sowie Mortalität führen [29].

Infolge der Pflegebelastung erkrankt rund ein Drittel der pflegenden Angehörigen an Depressionen, Burnout-Syndromen und anderen belastungskorrelierten Störungen [70]. Pflegende Angehörige leiden einerseits unter den Symptomen der Krankheit selbst, andererseits hat die häusliche Betreuungsarbeit physische, psychische, zeitliche, finanzielle und soziale Veränderungen zur Folge [101]. Es existiert eine Vielzahl von Belastungsquellen [26] (Tab.11).

Tabelle 11: Belastungsquellen für pflegende Angehörige [26]

- ständiges Angebundensein;
- es verlernt haben, abzuschalten;
- der Gedanke, dass es keine Veränderung zum Besseren gibt;

- das erlebte Leiden der Angehörigen und die Angst, sie bald zu verlieren;
- Demenzerkrankung und Verwirrtheit der Pflegebedürftigen, die die Beziehung verändern;
- die Nähe zu Tod und Sterben;
- die verhinderte eigene Selbstverwirklichung, die Veränderung der eigenen Lebensplanung;
- Schwierigkeiten, Urlaub nehmen zu können;
- die eigene körperlich-seelische Befindlichkeit;
- die gestörte Nachtruhe;
- der Mangel an Kontakt zu Freunden und Bekannten und die daraus wachsende Isolation;
- fehlende Anerkennung sowie Beziehungsprobleme zwischen Pflegenden und Gepflegten

Die häusliche Pflege eines chronisch kranken älteren Menschen wird in 53% der Fälle von Töchtern oder Schwiegertöchtern durchgeführt [57]. Psychische Belastungen resultieren aus Konflikten zwischen der Pflegerolle und der Partner-, Mutter- bzw. Erwerbstätigenrolle. Bei Demenzkranken kommen zusätzliche Belastungen auf Grund spezifischer Demenzsymptome hinzu. Durch eine klientenzentrierte Beratung, die sowohl die Bedürfnisse der Hauptpflegeperson, des Erkrankten und des familiären Umfeldes einbezieht, lässt sich die Pflegesituation nachhaltig verbessern [57].

Pflegende Frauen berichten häufiger von Depressionssymptomen, was auch generell in der Bevölkerung der Fall ist, aber auch weil pflegende Frauen intensiver in die Pflege eingebunden sind. In der Pflege weisen Ehefrauen mehr Stress- und Depressionssymptome auf als erwachsene Kinder [123]. Frauen fühlen sich generell stärker als Männer belastet. Das zeigt sich durch einen höheren Grad an körperlicher Erschöpfung, ausgeprägteren Rollenkonflikten und ein verändertes Selbstempfinden [58]. Männer wahren einen größeren inneren Abstand, setzen ihre Belastungsgrenzen früher und fällen schneller die Entscheidung für eine Heimunterbringung [26].

Ein Drittel der Pflegepersonen leistet gleichzeitig mehreren Personen Unterstützung [26]. Überdurchschnittlich hohe Belastungen traten bei unerfahrenen Pflegepersonen auf, ferner auch, wenn die Unterstützung aus dem Umfeld gering war und die Aufgabe als nicht lohnenswert empfunden wurde. Bei belasteten Pflegepersonen kann es in der Folge auch zu einer erhöhten Einnahme von Psychopharmaka kommen [62, 145]. Eine hohe Belastung durch die Pflegesituation führt zu verschiedenen Auswirkungen auf die Pflegeperson und den Demenzkranken [63] (Tab.12).

Tabelle 12: Auswirkungen von Belastungen durch Pflegesituation [63]

- Beschleunigung des Heimeintritts: je größer die Belastung, desto früher kommt der Demenzkranke ins Heim.
- Art des Umgangs mit dem Demenzkranken: je größer die Belastung, desto größer die Gefahr des Auftretens von negativen Verhaltensweisen (Aggressionen) gegenüber dem Demenzkranken aufgrund von Überforderung der pflegenden Person.
- Psychische und physische Gesundheit: je größer die Belastung, desto stärker entwickeln sich aufgrund der Pflegesituation Depressivität und körperliche Beschwerden.
- Sterblichkeitsrate bei betreuenden Angehörigen: je größer die Belastung des betreuenden Angehörigen, desto größer die Wahrscheinlichkeit selbst früher zu sterben.

Für pflegende Angehörige von Demenzkranken ist der stärkste Auslöser für Belastung und Depression das Verhalten des Demenzkranken, zum Beispiel nächtliches Wandern [123]. Bei intensiver Pflege aber auch bei weniger positiven Erfahrungen wird Belastung stärker empfunden [123]. Weitere Faktoren, welche zu einer verstärkten Belastung führen, sind Beeinträchtigung der eigenen Erwerbsarbeit, finanzielle Belastungen und Familienkonflikte. Letztere entstehen, da Pflegende oft weniger Zeit für andere Familienmitglieder haben und Uneinigkeit über die Aufteilung der Verantwortung besteht. Pflegende Angehörige haben weniger Freizeit, weniger Kontaktmöglichkeiten und weniger Zeit für gesundheitsfördernde Aktivitäten [123].
Zu Überlastung und einem früheren Eintritt in ein Heim führt die Zunahme von nicht kognitiven Symptomen des Demenzkranken wie Unruhezustände, aggressives Verhalten, Angst, Depression, Halluzinationen oder Wahn [32, 113]. Für die Heimein-

weisung wurden folgende Risikofaktoren identifiziert [128]: höheres Alter des Patienten, Verhaltensstörungen, „allein leben", höheres Alter der Pflegeperson und Erschwernisse in der Pflege (Inkontinenz, Aggression, nächtliche Unruhe). Vielfältige Belastungsursachen führen dazu, dass sich 41% der „Hauptpflegepersonen" stark bis sehr stark belastet fühlen [124]. Dies führt zu einer Verschlechterung des Umgangs mit dem Demenzkranken, einer manifesten Beeinträchtigung der psychischen und physischen Gesundheit der pflegenden Angehörigen und einem frühzeitigen Wechsel des Demenzkranken ins Pflegeheim [63, 124].

1.1.10 Entlastung pflegender Angehöriger von Demenzkranken

Angehörige, welche den zunehmenden Hilfe- und Unterstützungsbedarf der Demenzkranken kompensieren, sollten in ihrer Versorgungskompetenz gestärkt werden. Zudem gilt es, die Belastung der Angehörigen zu minimieren [46]. Unterstützungsangebote für Angehörige von Demenzkranken haben positive Effekte. Sie reduzieren Symptome wie Belastung und Depression, verbessern Wissen, Fähigkeiten, stärken das subjektive Wohlbefinden und verringern das Risiko des Heimeintritts [21, 107].

Kombinierte Interventionsangebote erwiesen sich für pflegende Angehörige und Kranke erfolgreicher in ihren Auswirkungen [121]. Nach einer Metaanalyse zeigten fünf Interventionsstrategien signifikante Effektstärken: Mehrkomponenten-Intervention gefolgt von Angehörigengruppen ohne strukturiertes Angebot, kognitiv-verhaltensorientierte Psychotherapie und Pflegeentlastungsangebote (zu Hause oder in einer Tagespflege). Die geringste aber noch signifikante Effektstärke besaßen rein psychoedukative Maßnahmen [124].

Die Beratung befähigt die Pflegenden, mit ihrem Pflegealltag und der Beziehung zum Erkrankten besser umgehen zu können [122]. Angehörigenberatung führt zu mehr sozialer Unterstützung. Programme, welche die Anwendung von Fertigkeiten trainieren, reduzieren sowohl Belastungs- und Depressionssymptome als auch Patientensymptome [123]. Angehörigengruppen und Pflegeentlastungsangebote zu Hause führen zu einer signifikanten Verminderung der subjektiven Belastung [124].

Angehörigenunterstützende Maßnahmen haben spezifische Effekte. Bei Frauen lassen sich stärkere Effekte bei der Verbesserung depressiver Symptome und pflegebezogenem Wissen feststellen, bei Männern auf das subjektive Wohlbefinden. Von

Interventionen hinsichtlich der Minimierung von Verhaltensproblemen des Patienten profitieren Ehefrauen stärker als Kinder. Länger andauernde Interventionen verzögern einen Heimeinzug [123]. Das kommt den Bedürfnissen der überwiegenden Mehrheit der betreuenden Angehörigen entgegen, die die häusliche Pflege der Versorgung im Heim grundsätzlich bevorzugen [118]. Zu einer Reduzierung von Distress führt ferner die Verringerung der Pflegeintensität. In Folge kann die pflegende Person verstärkt eigene, bislang unbefriedigten Bedürfnissen nachkommen [123].

1.1.11 Versorgung durch niedrigschwellige Angebote

Niedrigschwelligen Angeboten kommt in der Stabilisierung des Pflegepotenzials in den Familien eine wichtige Bedeutung zu [112].
Die Pflegeberichterstattung des Medizinischen Dienstes der Krankenversicherung weist aus, dass im Jahr 2006 von den 355.180 Personen, bei denen eine Pflegebedürftigkeit nach den Pflegestufen I, II, III anerkannt wurde, 77.597 (21,8%) eine erheblich eingeschränkte Alltagskompetenz (entsprechend SGB XI, § 45a) hatten [112]. Auf alle ambulant betreuten Pflegebedürftigen hochgerechnet ergibt sich eine Anzahl von 314.000 Anspruchsberechtigten [112]. Nach der Hochrechnung von Sauer hat ein Anteil von 82,5% der Anspruchsberechtigten auf niedrigschwellige Angebote das ihnen nach SGB XI, § 45 zustehende zusätzliche Budget erst gar nicht genutzt [112]. Dies ist einmal auf mangelnde Information zurückzuführen. Ein weiterer Grund hierfür ist das komplizierte Abrechnungsverfahren (fehlende Direktfinanzierung), was dazu führt, dass der Pflegebedürftige durch Zwischenfinanzierung finanziell belastet wird. Ein dritter Grund liegt in der Tabuisierung von gerontopsychiatrischen Erkrankungen gerade im ländlichen Raum [112]. Dies führt zu einer Scheu, berechtigte Ansprüche einzufordern.
Gründe für die Nicht-Inanspruchnahme von Hilfen sind vor allem die Unkenntnis verfügbarer Hilfeangebote. Hilfe wird außerdem als noch nicht erforderlich oder als Eingriff in das familiale Leben gesehen. Es werden auch nicht selten Schuldgefühle empfunden, den Angehörigen in die Obhut professioneller Hilfe zu geben [26].
Die Inanspruchnahme von informellen Diensten wird erschwert durch eine generell ablehnende Haltung von Patienten oder Angehörigen, durch finanzielle Gründe oder tägliche Ärgernisse wie Familienkonflikte oder bürokratische Hindernisse [142]. Durch die Inanspruchnahme von Diensten können eigene Wertvorstellungen in Fra-

ge gestellt werden. Es kann der Eindruck entstehen, die Pflege nicht mehr leisten zu können. Außerdem führt fehlendes Wissen über den Krankheitsverlauf und zu wenig Kenntnisse über das Versorgungssystem zu einer Nicht-Inanspruchnahme [99, 116]. Maßnahmen müssen von den Betroffenen überhaupt angenommen werden, um ihre Wirkung entfalten zu können. Die Akzeptanz hängt wesentlich davon ab, ob den Wünschen der Angehörigen entgegen gekommen wird. Dabei ist den pflegenden Angehörigen häufig Erholung wichtig (42%) [58].

Professionelle Hilfe wird oft nicht in Anspruch genommen, weil sie nicht flexibel und nicht niedrigschwellig genug oder auch zu teuer ist [128]. Ambulante Pflege, Tages- und Kurzzeitpflege werden nur von 20% bis 30% gewünscht [58] und nur von 4% bis 8% der pflegenden Angehörigen in Anspruch genommen [60]. Niedrigschwellige Angebote zielen in der allgemeinen Betreuung eher auf leichtere Fälle, während professionelle Angebote vorzugsweise mit den schwierigeren Fällen zu tun haben [112].

Nach einer Studie in Kalifornien bestehen die meisten Lücken unter den Angeboten für pflegende Angehörige bei adäquaten interkulturellen und multilingualen Leistungen, Fahrdienst, Betreuungsdiensten, finanzieller Unterstützung und der Versorgung im ländlichen Raum. Einsätze im Notfall, ungeplanter Art, über Nacht oder am Wochenende werden meistens nicht angeboten [140].

Die Inanspruchnahme von Diensten könnte durch eine zugehende und psychosoziale Beratung erhöht werden [116]. Die Dienste sollten flexibel auf die jeweilige Lebenssituation der Betroffenen abgestimmt und in Wohnortnähe sein. Wenig bürokratischer Aufwand bei der Nutzung, aktive Öffentlichkeitsarbeit, Vernetzung der Angebote in der Gesamtstruktur der ambulanten Versorgung und das Angebot eines Fahrdienstes bei Angeboten außerhalb des Hauses würden positive Auswirkungen auf die Inanspruchnahme haben [116].

1.2 Beschreibung der untersuchten Angebote

Angehörigenberatung, Angehörigengruppen, Betreuungsdienste, Hauswirtschaftliche Hilfe und der Pflegekurs gelten als angehörigenentlastende und angehörigenunterstützende Dienste. Sie sind Gegenstand dieser Studie und werden nachfolgend näher erläutert.

1.2.1 Angehörigenberatung

Bei der Angehörigenberatung handelt es sich um ein Unterstützungsangebot, bei welchem Informationen gegeben und Interventionen zur Stärkung der psychischen, emotionalen und materiellen Ressourcen vermittelt oder angeboten werden [53, 120]. Angehörigenberatungsstellen informieren über das Krankheitsbild, den Krankheitsverlauf und die derzeitigen Behandlungsmöglichkeiten. Sie vermitteln praktische Verhaltensregeln für den Umgang mit dem erkrankten Angehörigen. Zudem bieten sie Fortbildungen und Schulungen für pflegende Angehörige. Sie helfen bei der Vermittlung und Koordination von Unterstützungsangeboten und beantworten Fragen zu gesetzlichen und finanziellen Rahmenbedingungen. An vielen Orten gibt es Alzheimer-Gesellschaften mit Beratungsstellen, Beratungsstellen von Seniorenbüros und verschiedenen Trägern [100].

Durch die Beratung der Angehörigen kommt es zu einer Reduktion von Depressivität und subjektiver Belastung [53, 107]. Der Nutzungsgrad von Angehörigenberatungen, d.h. der Prozentsatz der nutzenden Angehörigen liegt im internationalen Vergleich zwischen 3,5% und 30% [31, 36, 90, 133]. In Deutschland liegt die Nutzungsrate bei 16,2%, in Europa bei 4,1% [90].

Die meisten Anfragen, die in den Büros der Angehörigenberatung gestellt werden, sind Fragen zum Umgang mit der Krankheit, zur ärztlichen Versorgung, zum Krankheitsbild, Fragen finanzieller und rechtlicher Art sowie zu Hilfeangeboten in der Umgebung [76, 77, 91]. Nach einer Studie zur Inanspruchnahme des Alzheimer-Telefons der Deutschen Alzheimer Gesellschaft sind es vorwiegend Ehepartner (40%), gefolgt von (Schwieger-) Tochter/Sohn und weiteren Angehörigen (10%), welche die anonyme Beratung in Anspruch nehmen. Als wichtigstes Thema hat sich im Jahr 2006 „Schwierigkeiten im Umgang mit dem Erkrankten" erwiesen [77].

1.2.2 Angehörigengruppen

Untersuchungen zeigten einen signifikanten Effekt der Angehörigengruppen auf das subjektive Wohlbefinden der Angehörigen [107, 131]. Bei Angehörigengruppen treffen sich pflegende Angehörige entweder unter Leitung eines erfahrenen pflegenden Angehörigen (Angehörigen-Selbsthilfegruppen) oder moderiert von einer professionellen Leitungsperson (angeleitete Angehörigengruppe). In den Gruppen geht es primär um Austausch und den Erhalt von Informationen [34]. Der Nutzungsgrad bei

Angehörigengruppen liegt im internationalen Vergleich zwischen 4,8% und 14,0% [31, 90, 133]. In Deutschland liegt die Nutzungsrate bei 8,1%, in Europa bei 4,8% [90].

1999 gab es in Deutschland 189 Angehörigengruppen. Sie hatten eine durchschnittliche Teilnehmerzahl von 9,3 Personen. Das durchschnittliche Alter lag bei 58,3 Jahren. Einmal im Monat trafen sich 73,4% aller Gruppen für 1,5 bis 2,0 Stunden. Von einer professionellen Fachkraft wurden 56,1% aller Gruppen geleitet oder begleitet [26]. Selbsthilfeorganisationen, allen voran Alzheimer-Gesellschaften, leisten wichtige informelle Unterstützung für pflegende Angehörige von Demenzkranken. Derzeit sind in Deutschland 300 Alzheimer-Angehörigengruppen und Alzheimer-Gesellschaften tätig.

Es gibt vielfältige unterschiedliche Angehörigengruppen [74]: Angehörigengruppen in Abhängigkeit zu einer Institution (z. B. Klinik, Sozialpsychiatrischer Dienst, kommunale Altenhilfe) und von einer professionellen Leiterin bzw. einem professionellen Leiter geführt; Angehörigengruppen von Beratungsstellen sowie Angehörigengruppen als eigenständige lokale Selbsthilfegruppe ohne Anschluss, meist von einem ehrenamtlich tätigen ehemaligen pflegenden Angehörigen geleitet.

Anschluss an regionale Alzheimer-Gesellschaften haben 18% der Angehörigengruppen, an Beratungsstellen 9%, an den Sozialpsychiatrischer Dienst 9%, an eine Klinik 8% und an eine Sozialstation 6% [143]. Die meisten Träger psychiatrischer Krankenhäuser bieten Angehörigengruppen an. In Angehörigengruppen treffen sich Menschen, die etwas gegen ein ähnliches Problem unternehmen möchten [74].

Frauen nehmen häufiger und länger an Angehörigengruppen teil als Männer [51]. Frauen befürchten häufiger den psychischen Belastungen nicht mehr standhalten zu können [51]. Die meisten Teilnehmer sind pflegende Ehefrauen. Jedoch ist die größte Gruppe pflegender Angehöriger, die pflegenden Töchter und Schwiegertöchter, in den Angehörigengruppen unterrepräsentiert [78]. Die Mehrzahl der teilnehmenden Männer ist verheiratet, über 60 Jahre alt und pflegt die Ehepartnerin [83]. Männer bevorzugen als Inhalte konkrete praktische Informationen, Frauen suchen vor allem nach emotionaler Unterstützung [51, 83].

Bei älteren Menschen, denen eine zweite Pflegeperson zur Seite stand, war der Effekt einer Angehörigengruppe ausgeprägter [97]. Auch Personen, welche mit ihrer Rolle unzufrieden waren und Personen, die keine Arbeit hatten, profitierten mehr von einer Angehörigengruppe [34]. Am effektivsten erwies sich die Angehörigengruppe bei mittlerer Pflegebelastung ohne weitere Inanspruchnahme informeller Angebote [56].

In Angehörigengruppen sind unterschiedliche Teilnehmer anzutreffen [34]: Neben kaum belasteten Personen (erwachsene Kinder und Partner mit vorwiegend Informationsbedürfnis) befinden sich belastete Personen (Töchter mit Bedarf an Problemlösefertigkeiten) und schwer belastete Personen (Partner von Demenzkranken, welche bereits professionelle Hilfe erhalten).

Angehörigengruppen werden in Deutschland hauptsächlich (31%) von professionellen Beratungsstellenmitarbeitern gegründet. Pflegende Angehörige sind an 11% der Gründungen beteiligt [78]. Die Alzheimer-Angehörigengruppen weisen strukturell drei Hauptformen auf: expertenunterstützt, laiengeleitet oder expertengeleitet [144]. Alzheimer-Angehörigengruppen werden zu 38% von professionellen Gruppenleiterinnen bzw. -leitern, zu 29% von betroffenen Angehörigen und zu 18% von ehrenamtlichen Mitarbeiterinnen oder Mitarbeitern geleitet [143]. Angehörigengruppen können in sehr unterschiedlicher konzeptioneller Ausprägung stattfinden [110] (Tab.13).

Tabelle 13: Konzeptionelle Ausprägung von Angehörigengruppen [110]

Angeleitetes Kursangebot: Von zwei Sozialarbeitern/innen angeleitet, 8-12 Treffen, geschlossene Gruppe, 60-90 Minuten Dauer, 8-12 Teilnehmende, Inhalte (Informationsteil, praktische Pflegetipps, Übungen und Erfahrungsaustausch)
14-tägige/monatliche Gesprächskreise: Offen für neue Mitglieder, Teilnehmende beschließen, legen Themen fest und bestimmen Ende der Gruppe, Gruppenleiter/innen sind für die Organisation zuständig, Info (Austausch und Aufbau von Kontakten)
Gesprächsangebot für „Nicht-mehr-Pflegende": Offene Gruppe, mit Gruppenleiter/innen, monatliche Treffen, bis zu 1 ½ Stunden Dauer, 7-12 Teilnehmende, Inhalte (Erfahrungen, Ressourcen, Perspektiven)
Selbsthilfegruppe: Alle Gruppenmitglieder sind gleich gestellt, jeder be-

stimmt für sich selbst, Gruppe entscheidet selbstverantwortlich, gegenseitige Hilfe

1.2.3 Hauswirtschaftliche Hilfe

Auch die Hauswirtschaftliche Hilfe ist eine Form der direkten Entlastung der Angehörigen. Hier kommt Personal zum Patienten, der zuhause lebt, um ihn bei der Durchführung von Tätigkeiten im Haushalt wie Einkaufen, Kochen, Putzen, Wäsche waschen zu unterstützen [82, 137]. Bei der Hauswirtschaftlichen Hilfe liegt der Nutzungsgrad im internationalen Vergleich zwischen 4,3% und 35,4% [31, 36, 90, 133]. In Deutschland liegt die Nutzungsrate bei 26,1%, in Europa bei 16,1% [90].

1.2.4 Betreuungsdienst

Seit etwa Mitte der 90er Jahre wird ein strukturierter Betreuungsdienst für zuhause lebende Demenzkranke in der Bundesrepublik Deutschland angeboten. Ehrenamtliche Helferinnen und Helfer betreuen meist einmal in der Woche für circa zwei bis drei Stunden die erkrankte Person zu Hause, indem sie mit dieser kommunizieren, spazieren gehen etc. Die Angehörigen können in der Zwischenzeit anderen Aufgaben oder Bedürfnissen nachgehen. Organisiert und betreut wird das Angebot durch qualifizierte Mitarbeiterinnen und Mitarbeiter, welche zum Beispiel bei einer Alzheimer-Gesellschaft beschäftigt sind [67, 100]. Bei den Ehrenamtlichen handelt es sich mehrheitlich um über 45jährige Frauen. Nach Gräßel und Schirmer (2006) hatte etwa ein Drittel der Fälle bereits in der Vergangenheit Umgang mit Demenzkranken. 48% der Betreuerinnen bzw. Betreuer waren früher selbst pflegende Angehörige und 50% hatten bereits Erfahrung mit einem Ehrenamt. Hauptmotive für das Engagement waren die Suche nach einer sinnvollen Aufgabe und das Bedürfnis, das eigene Wissen über Demenzerkrankungen vergrößern zu wollen. Den Betreuenden ist eine praxisorientierte Vorbereitung, etwa anhand von Fallbeispielen, wichtig. Berufstätigkeit bzw. der Wiedereinstieg in den Beruf führen am häufigsten zum Abbruch des freiwilligen Engagements [67].

Als „niedrigschwelliges" Angebot wird der Betreuungsdienst seit 2008 durch das Pflege-Weiterentwicklungsgesetz gefördert. Für die Tätigkeit wird eine Aufwandentschädigung von ca. acht Euro pro Stunde bezahlt. Voraussetzung für die Abrechenbarkeit ist die Schulung der Ehrenamtlichen. Eine Schulung kann je nach Bundesland zwischen wenigen Stunden bis zu 40 Stunden umfassen. Inhaltlich geht es dabei vor allem um den Umgang mit demenzspezifischen Verhaltensweisen und geeigneten Beschäftigungsmöglichkeiten. Bei dem Betreuungsdienst handelt es sich um ein kosteneffektives Entlastungsangebot [79, 95, 107]. Der Nutzungsgrad liegt im internationalen Vergleich zwischen 1,0 % und 50,0 % [28, 85, 90, 133, 134]. Die Nutzungsrate in Deutschland liegt bei 1,0%, in Europa bei 1,7% [90].

Die Zugangsschwelle zu einem Betreuungsdienst ist sehr niedrig. Bei guter Fortbildung und Begleitung der Helferinnen und Helfer kann dieses Angebot der Qualität professioneller Dienste überlegen sein. Flexibilität der Betreuungsdienste, Konstanz der beteiligten Personen und Langfristigkeit des Entlastungsangebotes fördern das Vertrauensverhältnis zwischen den Beteiligten [26].

Bei der Betreuung durch einen Betreuungsdienst im häuslichen Bereich ist häufig ein eins zu eins Verhältnis nachweisbar. Die grundlegende Ausbildung ist in einigen Bundesländern von ihrem Umfang her geregelt. Für die Erstausbildung haben Interessensverbände wie die Alzheimer–Gesellschaften Ausbildungspläne entwickelt [112]. Menschen, die anderen helfen, fühlen sich vergleichsweise wohler, sind gesünder und leben länger [125]. Ein wichtiger Aspekt ist, Kranke aus der Isolation herausführen zu helfen und Alltagsaktivitäten zu fördern [74].

Pflegende Angehörige erwarten von einem Betreuungsdienst geschulte Betreuerinnen bzw. Betreuer, Unterstützung der Betreuerinnen bzw. Betreuer durch Fachpersonal, Flexibilität des Dienstes und einen Betreuungsdienst in der Nähe des Wohnorts [98]. Die Inanspruchnahme von Betreuungsdiensten hängt in erster Linie davon ab, wie die Qualität des Dienstes eingeschätzt wird und ob der Dienst in der jeweiligen Pflegesituation als nützlich erachtet wird [85].

1.2.5 Pflegekurs

Bei einem Pflegekurs vermitteln professionelle Pflegekräfte den Angehörigen Wissen und Fertigkeiten. Sie werden dazu befähigt, pflegerische Maßnahmen durchzuführen und krankheitsspezifisch mit Demenzpatienten und deren Symptomen (kognitiver Abbau, Verhaltensstörungen, affektive Begleitsystematik) umzugehen [19]. Pflegekurse wirken sich positiv auf die Symptomreduktion der Angehörigen aus [107]. Der

Nutzungsgrad von Pflegekursen liegt im internationalen Vergleich zwischen 0,9% und 23,8% [90, 133]. In Deutschland liegt die Nutzungsrate bei 2,1% in Europa bei 0,9% [90].

Die Wahrscheinlichkeit einer Teilnahme an einem Pflegekurs steigt mit zunehmenden Alter des Demenzpatienten und bei Pflegenden mit niedrigem Bildungsabschluss [40]. An häuslichen Schulungen nehmen vorwiegend ältere Menschen (über 60 Jahre) teil, die ihren Ehepartner pflegen. Teilnehmer der Pflegekurse sind meist zwischen 41 und 60 Jahre alt und pflegen in erster Linie die eigenen Eltern. Die Pflegekurse werden zu 85% von Frauen besucht [37]. Es besteht ein statistischer Trend dahingehend, dass die Inanspruchnahme in den Großstädten höher als im ländlichen Raum ist. Das könnte mit einer höheren Angebotsdichte zusammen hängen [40]. Bei den Pflegekursen existieren eine Vielfalt an Angeboten mit Schulungsumfängen zwischen 24 und 200 Stunden [94]. Gibt es keine Pflegekurse vor Ort, haben pflegende Angehörige Anspruch auf eine Schulung zu Hause, bei der sie spezielle Probleme besprechen können [104].

1.3 Fragestellung

Im Mittelpunkt der Studie steht die Frage, welche Qualitätsvorstellungen Anbieter und Experten von angehörigenentlastenden und –unterstützenden Diensten haben:
Welche Anforderungen an die Strukturqualität, Prozessqualität und Ergebnisqualität bestehen von Anbietern und Experten?
Welche Übereinstimmungen und Abweichungen bezüglich der Qualitätsanforderungen an Angehörigenberatung, Angehörigengruppen, Betreuungsdienst, Hauswirtschaftliche Hilfe, Pflegekurs liegen vor?

2. Methodik

2.1 Design

Die vorliegende Studie ermittelte die Qualitätserwartungen von Anbietern (Personen in Leitungsfunktion bezogen auf das jeweilige Angebot) und unabhängiger Experten hinsichtlich niedrigschwelliger Angebote für Demenzkranke und ihre Angehörige. Bei den fünf Angeboten handelt es sich um Angehörigenberatung, Angehörigengruppen, Hauswirtschaftliche Hilfe, Betreuungsdienst und Pflegekurs.

Die Untersuchung war Teil einer umfassenderen Studie, welche weitere fünf Angebote und ferner auch die Sichtweise der Angehörigen mit einschloss. Die gesamte Studie wurde vom Bereich Medizinische Psychologie und Soziologie der Psychiatrischen und Psychotherapeutischen Klinik des Universitätsklinikums Erlangen durchgeführt und durch Mittel aus dem Forschungsförderpreis der Deutschen Alzheimer Gesellschaft e.V. finanziert. Es handelte sich hier um einen Gemeinschaftsantrag von vier Antragstellern: Elmar Gräßel (Alzheimer-Gesellschaft Mittelfranken e.V. und Psychiatrische Universitätsklinik Erlangen), Heide Römer (Alzheimer-Gesellschaft Dortmund e.V.), Angelika Trilling (Stadt Kassel, Sozialamt, Referat für Altenarbeit) und Angelika Winkler (Alzheimer-Gesellschaft Brandenburg e.V.). Gleichzeitig war jeder Antragsteller für eine Region verantwortlicher Koordinator.

Die telefonische Querschnittstudie zu den Qualitätserwartungen von Anbietern und Experten wurde in vier Studienregionen Deutschlands durchgeführt – in Erlangen und dem Landkreis Erlangen-Höchstadt (südliche Region), in Dortmund und Umgebung (Westen), in der Stadt und dem Landkreis Kassel (nördliche Mitte) und in dem Bundesland Brandenburg, speziell in der Region Potsdam und Umgebung (Nordosten). Jede Studienregion bestand sowohl aus städtisch als auch aus ländlich geprägten Gebieten mit mindestens 250.000 Einwohnern und somit mindestens 2.500 Demenzkranken. Mit Anbietern und Experten sollten jeweils 12 Interviews zu jedem Angebot durchgeführt werden. Die Datenerhebung fand in der Zeit von Oktober bis November 2004 statt.

2.1.1 Befragung der Personen in Leitungsfunktion

Die Anbieter wurden durch die Studienkoordinatoren der jeweiligen Region in alphabetischer Reihenfolge entweder aus dem Telefonbuch oder dem regionalen Altenhilfeführer / Seniorenratgeber kontaktiert, bis drei mündliche Zusagen zur Teilnahme zustande kamen. Angestrebt wurde 3 Anbieter pro Studienregion, um damit insgesamt 12 Anbieter in die Studie einzubeziehen (Abb.2). In der Region Kassel existierten keine Betreuungsdienste, so dass dort keine Befragung von Personen in Leitungsfunktion stattfinden konnte. Im Bezirk Mittelfranken wurde dafür ein weiterer Anbieter von Betreuungsdiensten zusätzlich interviewt, sodass bei diesem Dienst insgesamt 10 Interviews durchgeführt wurden. Auch konnten in der Region Kassel nur jeweils 2 Interviews bei den Angeboten Pflegekurs und Hauswirtschaftliche Hilfe erfolgen, dafür wurden im Bezirk Erlangen jeweils 4 Interviews durchgeführt.

Die Qualitätsvorstellungen der Personen in Leitungsfunktion wurden anhand von Telefoninterviews mit offenen Fragen eruiert. Die Fragen wurden den Teilnehmern vorher zugesandt. Etwa 14 Tage später führten geschulte Medizinstudentinnen und -studenten des Universitätsklinikums Erlangen nach dem strukturierten Gesprächsleitfaden ein telefonisches Interview mit den Anbietern durch.

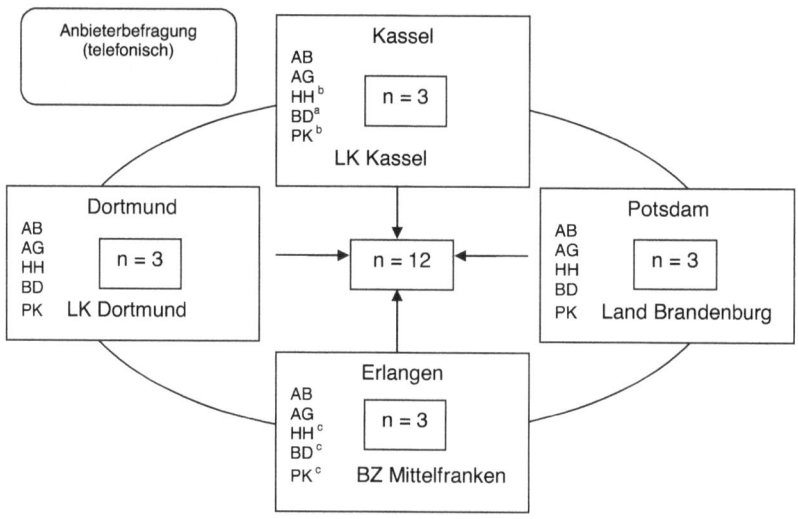

AB:	Angehörigenberatung
AG:	Angehörigengruppen
HH:	Hauswirtschaftliche Hilfe
BD:	Betreuungsdienst
PK:	Pflegekurs
a:	n=0 (in der Region Kassel gab es keinen Betreuungsdienst)
b:	n=2 (in der Region Kassel wurden nur zwei Interviews durchgeführt)
c:	n=4 (im Bezirk Erlangen wurden vier Interviews durchgeführt)
n:	Anzahl Interviews
LK:	Landkreis
BZ:	Bezirk

Abbildung 2: Design der Befragung (Anbieter)

2.1.2 Befragung der unabhängigen Experten

Zur Expertenbefragung reichten die vier Studienkoordinatoren Vorschläge ein, welche Person auf den drei Ebenen, Kommune, Landkreis/Bezirk, Bundesland, befragt werden könnten. Bei der Auswahl war die Fachlichkeit entscheidend. Die Experten durften nicht mit einem Anbieter verbunden sein. Es wurden drei Experten pro Studienregion in die Befragung einbezogen (Abb.3). Die Expertenbefragung wurde vom Studienleiter des Gesamtprojekts durchgeführt. Die Fragen wurden vorab zugesandt.

Die telefonischen Interviews wurden auf Grundlage des strukturierten Gesprächleitfadens durchgeführt und die Angaben während der Durchführung schriftlich dokumentiert.

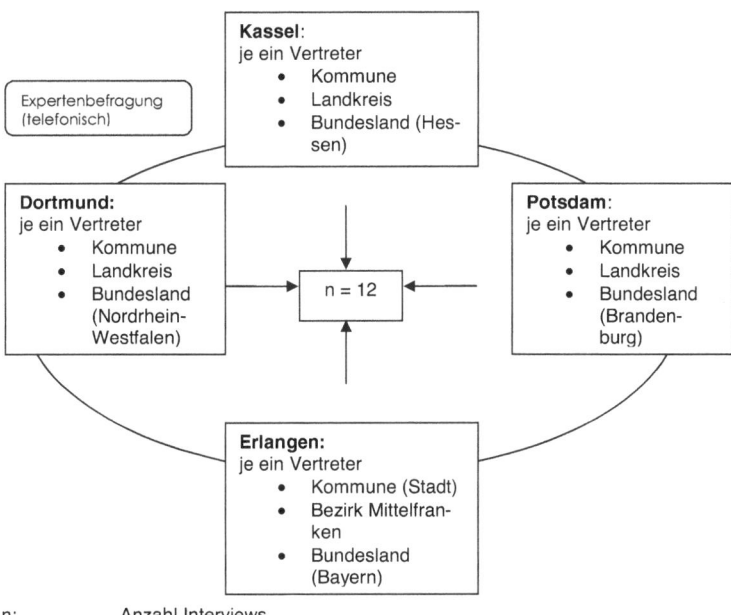

n: Anzahl Interviews

Abbildung 3: Design der Befragung (Experten)

2.2 Instrumente

Für die Befragung wurden Interviewleitfäden entwickelt. Es konnte auf keinen validierten Fragebogen zurückgegriffen werden, da das Untersuchungsfeld neu ist. Offene Fragen, ohne Vorgabe von Antwortkategorien, bieten auch die Möglichkeit, gänzlich neue Inhalte von den interviewten Personen zu erhalten.

Die Personen in Leitungsfunktion und die Experten wurden zur Qualität des jeweiligen Dienstes befragt. Dabei wurde die Frage gestellt: „Was macht Ihrer Meinung

nach die Qualität ..." (einer Angehörigenberatung, einer Angehörigengruppen, einer Hauswirtschaftlichen Hilfe, eines Betreuungsdienstes, eines Pflegekurses) „... aus?"
Von den Anbietern der Dienste (Personen in Leitungsfunktion) wurden Alter, Geschlecht, berufliche Qualifikation und berufliche Funktion (bezogen auf das niedrigschwellige Angebot) erhoben (Tab.14 bis Tab.18). Ferner wurden Angaben zur Einrichtung wie Ort, Größe des Einzugsgebietes, Jahre seit Bestehen des Dienstes, Mitarbeiteranzahl u.ä. ermittelt.

Die Experten wurden nach ihrer beruflichen Funktion und Qualifikation gefragt, seit wann sie in dieser Funktion tätig sind und schließlich, ob sie selbst mit dem Thema persönlich konfrontiert sind (Tab.19).

Im Anhang befinden sich die verwendeten Interviewleitfäden „Angehörigenberatung", „Angehörigengruppen", „Hauswirtschaftliche Hilfe", „Betreuungsdienst", „Pflegekurs" für die Anbieter und der Interviewleitfaden „Experte".

2.3 Stichproben

2.3.1 Kennzeichen der Personen in Leitungsfunktion und der Angebote

Angehörigenberatung

In der Angehörigenberatung waren 92% Frauen tätig mit einem durchschnittlichen Alter von 47 Jahren (Tab. 14). Dabei handelte es sich vorwiegend um Sozialpädagoginnen, -pädagogen (50%), Krankenschwestern (25%) oder Pädagoginnen (17%). Die Dienste bestanden seit ca. 6,5 Jahren, von 82% wurden Hausbesuche durchgeführt und 92% hatten feste Sprechzeiten.

Tabelle 14: Beschreibung der interviewten Personen in Leitungsfunktion (n = 12) sowie der Einrichtungen (Angehörigenberatung)

Variable	Median (Minimum; Maximum) bzw. Häufigkeit absolut (%)
Alter (Jahre)	47,0 (27,0; 55,0)
Geschlecht (weiblich)	11 (91,7 %)
Höchste berufliche Qualifikation	
- Sozialpädagoge/-in	6 (50,0 %)
- Krankenschwester	3 (25,0 %)

- Pädagogin	2 (16,7 %)
- Sozialarbeiterin	1 (8,3 %)
Funktion in Angehörigenberatungsstelle	
- Leitung	6 (50,0 %)
- Beratung und Organisation	6 (50,0 %)
Bestehen der Angehörigenberatungsstelle (Jahre)	6,5 (2,0; 18,0)
Einzugsgebiet (Anzahl Einwohner)	230.000 (35.000; 900.000)
Durchführung von Hausbesuchen (ja)	10 (83,3 %)
Feste Sprechzeiten (ja)	11 (91,7 %)

Angehörigengruppen

Die leitende Person der Angehörigengruppen war im Durchschnitt 52 Jahre alt (Tab.15). Bei 42% handelt es sich hierbei um eine Sozialpädagogin oder einen Sozialpädagogen. Die Angehörigengruppen bestanden durchschnittlich seit 6 Jahren und hatten im Mittel 9 Teilnehmer. Bei 92% der Gruppen waren es geschlossene Gruppen und bei 83% setzte sich die Teilnehmerstruktur ausschließlich aus Angehörigen von Demenzpatienten zusammen.

Tabelle 15: Beschreibung der interviewten Personen in Leitungsfunktion (n = 12) sowie der Einrichtungen (Angehörigengruppen)

Variable	Median (Minimum; Maximum) bzw. Häufigkeit absolut (%)
Alter (Jahre)	52,0 (30,0; 81,0)
Geschlecht (weiblich)	10 (83,3 %)
Höchste berufliche Qualifikation	
- Sozialpädagoge/-in	5 (41,7 %)
- Kauffrau/-mann	3 (25,0 %)
- Altenpflegerin	1 (8,3 %)
- Gerontologin	1 (8,3 %)
- Lehrerin	1 (8,3 %)
- Psychologin	1 (8,3 %)
Funktion in Angehörigengruppe	
- Leitung	9 (75,0 %)
- Organisation	1 (8,3 %)
- Organisation und Ansprechpartner	2 (16,7 %)
Bestehen der Angehörigengruppe (Jahre)	6,0 (2,0; 15,0) Jahre
Einzugsgebiet (Anzahl Einwohner)	110.000 (20.000; 900.000)
Teilnehmeranzahl pro Gruppe	8,75 (4,5; 20,0)
Gruppenstruktur	
- offene Gruppe*	11 (91,7 %)
- geschlossene[§] Gruppe	1 (8,3 %)
Teilnehmerstruktur	
- nur Angehörige von De-	10 (83,3 %)

	menzpatienten	
-	gemischte Angehörigen- gruppen	2 (16,7 %)

* offen für neue Teilnehmer
§ keine Aufnahme neuer Gruppenmitglieder

Hauswirtschaftliche Hilfe

Die Leiterinnen bzw. Leiter der Hauswirtschaftlichen Hilfe waren im Durchschnitt 47 Jahre alt (Tab.16). Sie waren vorwiegend Krankenschwestern oder Krankenpfleger (42%) oder Sozialarbeiterinnen (17%). Die Dienste bestanden seit durchschnittlich 13 Jahren und hatten im Mittel 11 Mitarbeiterinnen und Mitarbeiter. Im Durchschnitt bezogen in einem Dienst 49 Personen Hauswirtschaftliche Hilfen und der Anteil der Demenzkranken lag im Mittel bei 25%.

Tabelle 16: Beschreibung der interviewten Personen in Leitungsfunktion (n = 12) sowie der Einrichtungen (Hauswirtschaftliche Hilfe)

Variable	Median (Minimum; Maximum) bzw. Häufigkeit absolut (%)
Alter (Jahre)	46.5 (29.0; 62.0)
Geschlecht (weiblich)	10 (83.3 %)
Höchste berufliche Qualifikation	
- Krankenschwester/-pfleger	5 (41,7 %)
- Sozialarbeiterin	2 (16,7 %)
- Kinderkrankenschwester	1 (8,3 %)
- Altenpflegerin	1 (8,3 %)
- Pflegewirtin	1 (8,3 %)
- Pflegeleiterin	1 (8,3 %)
- Familienpflegerin	1 (8,3 %)
Funktion in Einrichtung	
- Leitung	9 (75,0 %)
- Stellvertretende Leitung	1 (8,3 %)
- Einsatzplanung	1 (8,3 %)
- Sicherung des Qualitätsmanagements	1 (8,3 %)
Bestehen des Hauswirtschaftlichen Dienstes (Jahre)	13,0 (9,0; 31,0)
Einzugsgebiet (Anzahl Einwohner)	95.000 (10.000; 600.000)
Mitarbeiteranzahl	11,0 (2,0; 36,0)
Anzahl Patienten, die Hauswirtschaftliche Hilfe beziehen	48,5 (10,0; 360,0)
Anteil (%) Demenzpatienten an den vom Hauswirtschaftlichen Dienst insgesamt versorgten Patienten	25,0 (10,0; 72,0)

Betreuungsdienst

Die Leiterinnen bzw. Leiter des Betreuungsdienstes waren im Durchschnitt 40 Jahre alt (Tab.17). Der Anteil an Frauen lag bei 90%. Vorwiegend waren bei diesem Angebot Krankenschwestern (30%), Sozialpädagoginnen (30%) oder Altenpflegerinnen (20%) engagiert. Bei einer durchschnittlichen Anzahl von 15 Mitarbeiterinnen und Mitarbeitern bestanden die Einrichtungen seit ca. 3 Jahren. 80% der Helferinnen und Helfer erhielten eine spezielle Vorbereitung auf den Umgang mit Demenzkranken mit ca. 40 Stunden.

Tabelle 17: Beschreibung der interviewten Personen in Leitungsfunktion (n = 10) sowie der Einrichtungen (Betreuungsdienst)

Variable	Median (Minimum; Maximum) bzw. Häufigkeit absolut (%)
Alter (Jahre)	39,5 (29,0; 56,0)
Geschlecht (weiblich)	9 (90,0 %)
Höchste berufliche Qualifikation	
- Krankenschwester	3 (30,0 %)
- Sozialpädagogin	3 (30,0 %)
- Altenpflegerin	2 (20,0 %)
- Sozialarbeiter	1 (10,0 %)
- Sozialtherapeutin	1 (10,0 %)
Funktion in Betreuungsdienst	
- Organisation, Koordination	7 (70,0 %)
- Leitung	3 (30,0 %)
Bestehen des Betreuungsdienstes (Jahre)	3,0 (1,0; 27)
Einzugsgebiet (Anzahl der Einwohner)	150.000 (37.500; 600.000)
Mitarbeiteranzahl	15,0 (1,5; 92,0)
Spezielle Vorbereitung der Helferinnen und Helfer auf Umgang mit Demenzkranken (ja)	8 (80,0 %)
Falls spezielle Vorbereitung ja: Anzahl der Stunden des Vorbereitungskurses	40,0 (15,0; 40,0)

Pflegekurs

Das durchschnittliche Alter der leitenden Personen des Pflegekurses lag bei 47 Jahren, 75% waren Frauen. Die meisten waren Krankenschwestern oder Krankenpfleger von Beruf (50%) (Tab.18). Die Einrichtungen bestanden durchschnittlich seit 7 Jahren, hatten ca. 13 Teilnehmer bei 20 Unterrichtseinheiten pro Kurs.

Tabelle 18: Beschreibung der interviewten Personen in Leitungsfunktion (n = 12) sowie der Einrichtungen (Pflegekurs)

Variable	Median (Minimum; Maximum) bzw. Häufigkeit absolut (%)
Alter	46,5 (25,0; 63,0) Jahre
Geschlecht	75,0 % weiblich
Höchste berufliche Qualifikation	
- Krankenschwester/-pfleger	6 (50,0 %)
- Pädagogin	2 (16,7 %)
- Sozialpädagoge/-in	2 (16,7 %)
- Altenpflegerin	1 (8,3 %)
- Sozialarbeiterin	1 (8,3 %)
Funktion in Pflegekursen	
- Leitung, Koordination	8 (66,7 %)
- Organisation, Referent	2 (16,7 %)
- Organisation	2 (16,7 %)
Bestehen der Einrichtung	7,0 (0,5; 50,0) Jahre
Einzugsgebiet Einrichtung	200.000 (30.000; 700.000) Einwohner
Teilnehmeranzahl pro Kurs im Durchschnitt	13,0 (7,0; 20,0) Teilnehmer
Unterrichtseinheiten pro Kurs	20,0 (10,0; 21,0) Einheiten

2.3.2 Kennzeichen der unabhängigen Experten

Die Experten waren zur Hälfte Psychologinnen, Ärzte oder Sozialpädagoginnen. Sie waren vorwiegend in den Bereichen Gerontopsychiatrie und Altenpflege als Koordinatorin, Referatsleiterin und Altenhilfeplanerin tätig (Tab.19). Von den 12 Experten waren 10 Frauen. Persönlich mit dem Thema Demenzen konfrontiert waren 67%.

Tabelle 19: Beschreibung der interviewten Experten (n=12)

Variable	Median (Minimum; Maximum) bzw. Häufigkeit absolut (%)
Geschlecht (weiblich)	10 (83.0)
Berufliche Funktion:	
- Koordinatorin (Gerontopsychiatrie und Psychiatrie)	3 (25.0 %)
- Referatsleiterin (Altenpflege)	2 (16.7 %)
- Altenhilfeplanerin	2 (16.7 %)
- Leiter kassenärztlichen Vereinigung	1 (8.3 %)
- Geschäftsführerin (Fortbildung und Altenpflege)	1 (8.3 %)
- Landtagsabgeordneter	1 (8.3 %)
- Sachgebietsleiterin (Altenarbeit)	1 (8.3 %)
- Referentin (Altenhilfe)	1 (8.3 %)

Seit wann in dieser Funktion tätig	7.5 (1.0; 20.0)
Berufliche Qualifikation:	
- Psychologin	2 (16.7 %)
- Arzt	2 (16.7 %)
- Sozialpädagogin	2 (16.7 %)
- Sozialarbeiterin	1 (8.3 %)
- Kinderkrankenschwester	1 (8.3 %)
- Soziologin	1 (8.3 %)
- Pädagogin	1 (8.3 %)
- Psychogerontologin	1 (8.3 %)
- Verwaltungswirtin	1 (8.3 %)
Mit Thema „Demenz" persönlich konfrontiert	8 (66.7 %)

2.4 Verfahren der Datenanalyse

Bei den beiden Personengruppen (Anbieter und Experten) wurde die zusammenfassende strukturierende Inhaltsanalyse nach Mayring [96]. durchgeführt. Sie fasst bedeutungsgleiche Inhalte zusammen und filtert eine bestimmte Struktur aus dem Material heraus. Bei dieser Vorgehensweise wird das Datenmaterial schrittweise analysiert und zwar nach einem methodisch exakt definierten Ablaufschema.

Die Grundtechniken sind dabei Zusammenfassung und Strukturierung. Mit der Zusammenfassung wird das Material reduziert (Abb.4). Die Strukturierung führt zu einem Ordnungsschema für das gesamte Material (Abb.5). Das daraus entstehende Kategoriensystem ermöglicht eine eindeutige Zuordnung von Textmaterial zu den Kategorien.

Bei der zusammenfassenden Inhaltsanalyse werden die Zusammenfassungen durch reduktive Prozesse wie folgt vorgenommen (Tab.20).

Tabelle 20: Zusammenfassung durch reduktive Prozesse

- Auslassen: bedeutungsgleiche Aussagen (Propositionen), die bedeutungsgleich an mehreren Stellen auftreten, werden weggelassen
- Generalisation: eine begrifflich übergeordnete, abstrakte Proposition ersetzt Propositionen
- Konstruktion: eine globale Proposition wird aus spezifischen Propositionen konstruiert
- Selektion: bestimmte zentrale Propositionen werden unverän-

> dert beibehalten
> - Bündelung: inhaltlich zusammenhängende Propositionen werden in gebündelter Form wiedergegeben

Das Abstraktionsniveau wird bestimmt. Das Material wird auf dieses Niveau hin generalisiert. Bedeutungseinheiten, die bereits vorkommen, werden weggelassen. Ähnliche Bedeutungseinheiten werden gebündelt und umfassende Einheiten konstruiert. Die Einheiten werden am Ausgangsmaterial auf Tauglichkeit hin überprüft.

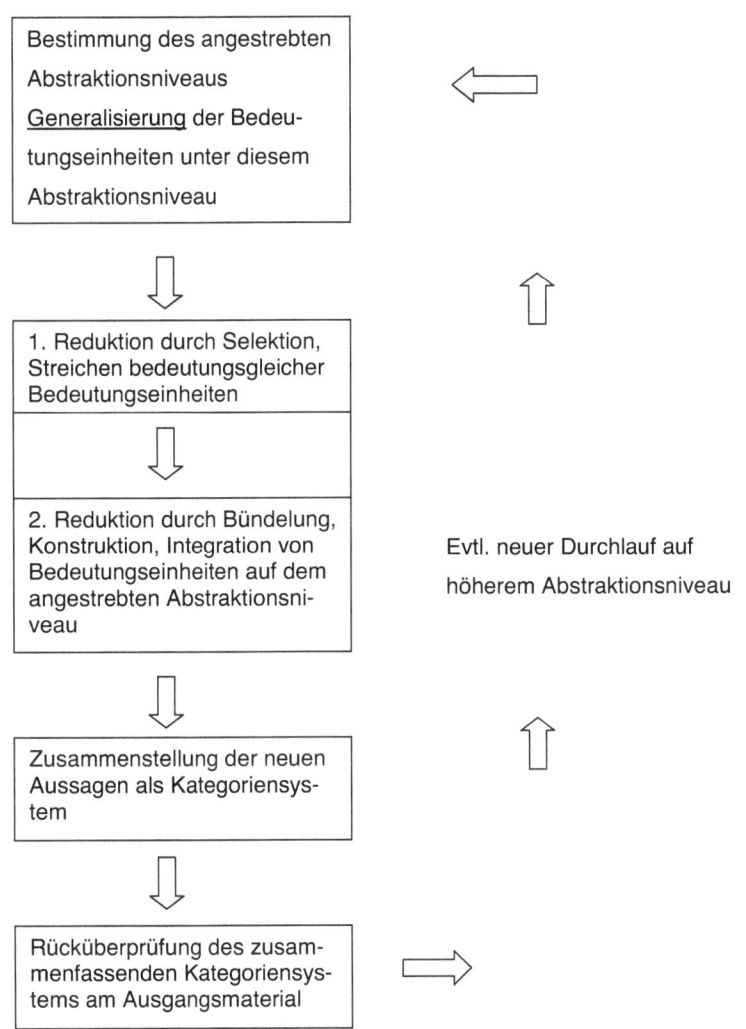

Abbildung 4: Ablaufmodell zusammenfassender Inhaltsanalyse [96]

Die strukturierende Inhaltsanalyse filtert eine Struktur aus dem Material heraus. Aus den Strukturierungsdimensionen entsteht ein Kategoriensystem. Es ist so genau definiert, dass eine eindeutige Zuordnung von Textmaterial zu den Kategorien möglich ist.

Dabei wird in drei Schritten vorgegangen: Es wird genau definiert, welche Textteile unter welche Kategorie fallen (Definition der Kategorien). Konkrete Textstellen dienen als Beispiele für die Kategorie (Ankerbeispiele). Regeln werden formuliert, um eindeutige Zuordnungen vornehmen zu können (Kodierregeln).

Die Bestimmungen werden in einem Kodierleitfaden gesammelt. Dieser dient für die auswertenden Personen als Handanweisung. In einem ersten Materialdurchgang werden die Kategorien und der Kodierleitfaden erprobt und evtl. überarbeitet. Die Textstellen im Material werden durch eine Kategoriennummer bezeichnet („Fundstellen"). Anschließend wird das gekennzeichnete Material nach Art der Strukturierung herausgefiltert, zusammengefasst und aufgearbeitet.

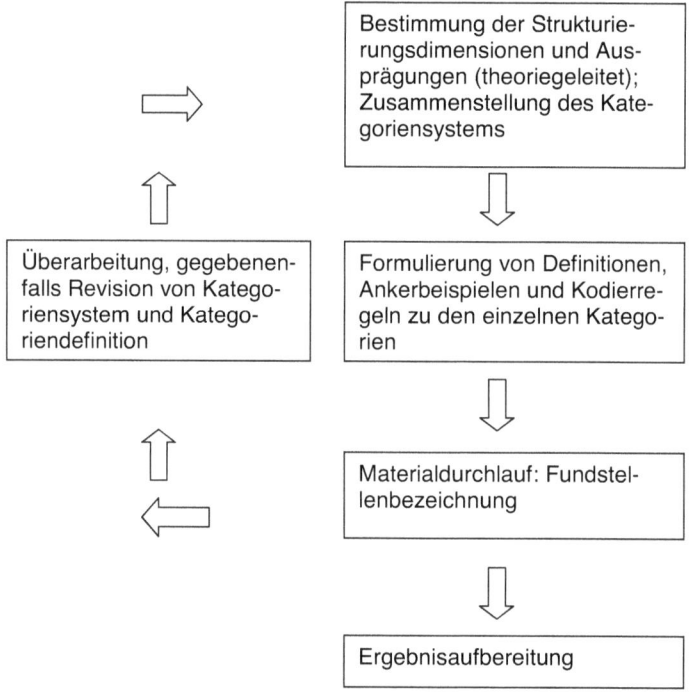

Abbildung 5: Ablaufmodell strukturierender Inhaltsanalyse [96]

In der Datenanalyse wurde die Umsetzung der allgemeinen Gütekriterien qualitativer Forschung im Sinne der Inhaltsanalyse durchgeführt. Dabei handelt es sich um „Verfahrensdokumentation", „Regelgeleitetheit" und „Argumentative Interpretationsabsicherung" [96].

Eine vergleichbare Ausgangssituation für alle Befragten und damit ein hohes Maß an Verfahrensdokumentation bei der Datengewinnung, stellte die Verwendung des Interviewleitfadens her. In diesem sind die offenen Fragen bezüglich der Formulierung der Frageinhalte und der Reihenfolge genau vorgegeben. Indem die einzelnen Analyseschritte nach dem Ablaufmodell für zusammenfassende strukturierende Inhaltsanalyse durchgeführt wurden, konnte Regelgeleitetheit erreicht werden. Zur „Argumentativen Interpretationsabsicherung" wurden die Inhaltsanalysen stichprobenartig von zwei weiteren Forschern auf Plausibilität geprüft. Diese waren nicht in die Datengewinnung involviert.

Als Kategoriensystem wurde das Modell nach Avedis Donabedian [39] verwendet. Er definiert Qualität entsprechend der Aufteilung in die Bereiche „Struktur-, Prozess- und Ergebnisqualität". Abschließend wurde eine Zuordnung der einzelnen Aspekte zu diesen drei Qualitätsdimensionen von zwei Forschern unabhängig voneinander vorgenommen. Das Kategoriensystem wurde mit verschiedenen Unterpunkten erweitert und bei allen fünf Angeboten angewendet (Tab.21).

Tabelle 21: Kategoriensystem

Strukturqualität (Häufigkeit der Angaben)
I. Sachbezogene Merkmale ()
1. Räumliche Aspekte ()
2. Organisatorische Aspekte ()
    a. Zeitliche Aspekte ()
    b. Sonstige organisatorische Aspekte ()
3. Personelle Aspekte ()
4. Finanzielle Aspekte ()
5. Sonstiges ()
II. Personenbezogene Merkmale ()

1. Allgemeine Qualifikationen ()
2. Spezielle Qualifikationen ()
3. Sonstiges ()

Prozessqualität (Häufigkeit der Angaben)

I. Inhaltliche Merkmale des Ablaufs ()

II. Formale Merkmale des Ablaufs ()

1. Allgemeine Vorgehensweise ()
2. Einstellungen des Personals ()
3. Informationsaustausch mit den Angehörigen ()
4. Vernetzung ()
5. Sonstiges ()

Ergebnisqualität (Häufigkeit der Angaben)

I. Auf Demenzkranke bezogene Ziele ()

II. Angehörigenbezogene Ziele ()

III. Mitarbeiterbezogene Ziele ()

IV. Angebotsbezogene Ziele ()

3. Ergebnisse

Bei den Ergebnissen handelt es sich um einen Vergleich zwischen den Aussagen der Personen in Leitungsfunktion (Anbieter) und der Experten.

Im ersten Schritt werden Struktur-, Prozess- und Ergebnisqualität gesondert betrachtet. In jeder Qualitätsdimension wird ein inhaltlicher Vergleich zwischen beiden Gruppen durchgeführt. Entsprechend der Häufigkeit der Nennungen werden die Wichtigsten hervorgehoben. Dabei werden Formulierungen wie „stehen an erster Stelle", „befinden sich an zweiter Stelle", „sind bedeutend", „sind wichtig" verwendet. Die Bedeutung eines Qualitätsmerkmals („Wichtigkeit") wird dabei aus der Häufigkeit der Nennungen, d.h. wie viele Personen haben das gleiche Merkmal unabhängig von einander genannt, abgeleitet. Dies kommt auch in der Formulierung „gehäufte Nennung" zum Ausdruck.

Im zweiten Schritt wird die Häufigkeit der Nennungen in den Bereichen Struktur-, Prozess- und Ergebnisqualität im Gesamten betrachtet und dabei zuerst ein Vergleich zwischen den beiden Gruppen (Anbieter und Experten) und dann innerhalb der Gruppen (Anbieter und Experten) vorgenommen.

3.1 Ergebnisse Angehörigenberatung

3.1.1 Strukturqualität im Vergleich

Mit Blick auf die sachbezogenen Merkmale sind „Zeit zum Zuhören", gute Erreichbarkeit und feste Sprechzeiten sowohl den Anbietern als auch den Experten wichtig (Tab.22, Tab.23). Werden die personenbezogenen Merkmale betrachtet, so stehen qualifiziertes Personal und professionelle Gesprächführung für die Anbieter im Vordergrund. Aus Sicht der Experten ist gleichfalls professionelle Gesprächführung bedeutend. Zudem wurden spezielle Kenntnisse über Demenzerkrankungen, über rechtliche Bestimmungen und über das Versorgungssystem mit seinen regionalen Entlastungsangeboten gehäuft genannt.

Tabelle 22: Strukturqualität der Angehörigenberatung (26 Angaben) aus Sicht der Anbieter (n = 12)

I. Sachbezogene Merkmale (15):
  1. Räumliche Aspekte (3):
     - gute Erreichbarkeit **(2)**
     - gleich bleibende Räumlichkeit („örtliche Kontinuität") (1)
  2. Organisatorische Aspekte (8):
     a. Zeitliche Aspekte (8):
        - ausreichend Beratungszeit („Zeit zum Zuhören") **(4)**
        - feste Sprechzeiten **(2)**
        - Terminvergabe (1)
        - unverzügliche Beratung (1)
  3. Personelle Aspekte (1):
     - „genügend Personal" (1)
  4. Finanzielle Aspekte (0):
  5. Sonstiges (3):
     - niedrigschwellige Angebote (1)
     - Gruppenangebote (1)
     - ohne nähere Angaben (1)
II. Personenbezogene Merkmale (11):
  1. Allgemeine Qualifikationen (5):
     - qualifizierte Mitarbeiterinnen und Mitarbeiter **(3)**
     - umfassendes Fachwissen (1)
     - fortgebildete Mitarbeiterinnen und Mitarbeiter (1)
  2. Spezielle Qualifikationen (6):
     - professionelle Gesprächsführung (u.a. Empathie) **(3)**
     - spezielle Kenntnisse über das Versorgungssystem („regionale Entlastungsangebote") (1)
     - spezielle Kenntnisse über rechtliche Bestimmungen (1)
     - spezielle Kenntnisse über Demenzerkrankungen (1)

Tabelle 23: Strukturqualität der Angehörigenberatung (34 Angaben) aus Sicht der Experten (n = 12)

I. Sachbezogene Merkmale (10):
  1. Räumliche Aspekte (3):
     - gute Erreichbarkeit **(3)**
  2. Organisatorische Aspekte (2):
     a. Zeitliche Aspekte (2):
        - feste Sprechzeiten **(2)**
  3. Personelle Aspekte (1):

- multiprofessionelles Team (Sozialarbeit, Psychologie) (1)
4. <u>Finanzielle Aspekte (1)</u>:
   - „Bezahlbarkeit" (begrenzte Eigenleistung der Nutzer) (1)
5. <u>Sonstiges (3)</u>:
   - niedrigschwellige Angebote (Angehörigengruppe, Helferkreis, Betreuungsgruppe) (1)
   - ohne nähere Angaben (1)
   - Anrufbeantworter (1)

II. <u>Personenbezogene Merkmale (24)</u>:
   1. <u>Allgemeine Qualifikationen (5)</u>:
      - qualifizierte Mitarbeiterinnen und Mitarbeiter **(3)**
      - umfassendes Fachwissen (1)
      - fortgebildete Mitarbeiterinnen und Mitarbeiter (1)
   2. <u>Spezielle Qualifikationen (19)</u>:
      - spezielle Kenntnisse über das Versorgungssystem („regionale Entlastungsangebote") **(5)**
      - spezielle Kenntnisse über Demenzerkrankungen **(4)**
      - professionelle Gesprächsführung (u.a. Empathie) **(3)**
      - spezielle Kenntnisse über rechtliche Bestimmungen **(3)**
      - sozialpädagogische Qualifikation (1)
      - sozialpädagogische Qualifikation oder fortgebildete Pflegefachkraft (1)
      - spezielle Kenntnisse über das medizinische Versorgungssystem (1)
      - Konfliktmanagementstrategien (1)

3.1.2 Prozessqualität im Vergleich

Bei den Anbietern steht bei den inhaltlichen Merkmalen die Informationsweitergabe im Vordergrund (Tab.24). Sind den Personen in Leitungsfunktion bei den formalen Merkmalen aufsuchende Kontakte wichtig, so sind es bei den Experten (Tab.25) Vernetzung, Case-Management und das Angebot einer Beratungsreihe, im Sinne mehrerer aufeinander folgender Beratungskontakte.

Tabelle 24: Prozessqualität der Angehörigenberatung (20 Angaben) aus Sicht der Anbieter (n = 12)

I. Inhaltliche Merkmale des Ablaufs (4):
- Informationsweitergabe **(2)**
- Förderung von Kontakten zwischen pflegenden Angehörigen (1)
- Unterstützung für den Alltag (1)

II. Formale Merkmale des Ablaufs (16):
1. Allgemeine Vorgehensweise (4):
   - aufsuchende Kontakte (Hausbesuche, um das Umfeld kennen zu lernen) **(2)**
   - Einzelgespräche (1)
   - Case-Management (begleiten und vermitteln, d.h. steuernder Einsatz weiterer Hilfen) (1)
2. Einstellungen und Eigenschaften des Personals (4):
   - Neutralität (nicht auf bestimmte Lösungsvorschläge bzw. andere Angebote / Einrichtungen festgelegt sein) (1)
   - freundliche, akzeptierende Haltung (1)
   - Verschwiegenheit (1)
   - „persönliche Reife" (1)
3. Informationsaustausch mit Angehörigen (0):
4. Vernetzung (3):
   - mit Sozialstationen (1)
   - Kontakte zu anderen Angeboten (1)
   - ohne nähere Angabe (1)
5. Sonstiges (5):
   - Beratungsziel zusammen mit dem Angehörigen definieren (1)
   - Bezugsberatung („persönliche Kontinuität") (1)
   - individuelle Beratung (1)
   - freundliche, akzeptierende Haltung (1)
   - unverzügliche Beratung (1)

Tabelle 25: Prozessqualität der Angehörigenberatung (22 Angaben) aus Sicht der Experten (n = 12)

I. Inhaltliche Merkmale des Ablaufs (2):
- Vermittlung von praktisch anwendbaren Informationen (1)
- Vermittlung von Entspannungstechniken (1)

II. Formale Merkmale des Ablaufs (20):
1. Allgemeine Vorgehensweise (7):
   - Case-Management (begleiten und vermitteln, d.h.

> steuernder Einsatz weiterer Hilfen) **(3)**
> - Beratungsreihe (mehrere Kontakte anbieten) **(2)**
> - Möglichkeit, dass der Angehörige mit dem Erkrankten zur Beratungsstelle kommt (1)
> - Krisenberatung (1)
> 2. <u>Einstellungen und Eigenschaften des Personals (3)</u>:
>   - Neutralität (nicht auf bestimmte Lösungsvorschläge bzw. andere Angebote / Einrichtungen festgelegt sein) (1)
>   - wertschätzender Umgang mit dem Erkrankten (1)
>   - soziale Kompetenz (1)
> 3. <u>Informationsaustausch mit Angehörigen (0)</u>:
> 4. <u>Vernetzung (6)</u>:
>   - Vernetzung allgemein **(4)**
>   - Verbund Beratungs- und Koordinierungsstelle (1)
>   - Kontakte zu anderen Angeboten (um die Qualität der Angebote beurteilen zu können) (1)
> 5. <u>Sonstiges (4)</u>:
>   - auf die weitere Entwicklung in der häuslichen Pflege hinweisen (was kommt auf den Pflegenden zu; wie kann er sich darauf einstellen - häusliche Pflege ist erlernbar) **(2)**
>   - individuelle Beratung (1)
>   - gute Dokumentation der Beratungstätigkeit (1)

3.1.3 Ergebnisqualität im Vergleich

Die Anbieter sprechen sich insbesondere dafür aus, eine Erhöhung der Bereitschaft der pflegenden Angehörigen zu erreichen, andere Angebote in Anspruch zu nehmen (Tab.26). Zusätzlich ist für sie die Etablierung einer Angehörigenberatung durch Ressourcenstärkung und Öffentlichkeitsarbeit zentral. Von den Experten werden nur Einzelnennungen zur Ergebnisqualität gemacht (Tab.27).

Tabelle 26: Ergebnisqualität der Angehörigenberatung (6 Angaben) aus Sicht der Anbieter (n = 12)

> I. <u>Auf Demenzkranke bezogene Ziele (0)</u>:
> II. <u>Angehörigenbezogene Ziele (4)</u>:
>   - Bereitschaft der pflegenden Angehörigen erhöhen, andere Angebote in Anspruch zu nehmen **(3)**
>   - Stressabbau (1)
> III. <u>Mitarbeiterbezogene Ziel (0)</u>:
> IV. <u>Angebotsbezogene Ziele (2)</u>:

- Etablierung der Angehörigenberatung (Ressourcenstärkung, Öffentlichkeitsarbeit) **(2)**

Tabelle 27: Ergebnisqualität der Angehörigenberatung (4 Angaben) aus Sicht der Experten (n = 12)

I. <u>Auf Demenzkranke bezogene Ziele (0)</u>:
II. <u>Angehörigenbezogene Ziele (2)</u>:
- Bereitschaft der pflegenden Angehörigen erhöhen, andere Angebote in Anspruch zu nehmen (1)
- Pflegekompetenz der Angehörigen stärken (1)

III. <u>Mitarbeiterbezogene Ziele (0)</u>:
IV. <u>Angebotsbezogene Ziele (2)</u>:
- Etablierung der Angehörigenberatung (Ressourcenstärkung, Öffentlichkeitsarbeit) (1)
- Lobbyfunktion für Demenzkranke (durch Öffentlichkeitsarbeit) (1)

3.1.4 Häufigkeit der Angaben im Vergleich

Die Strukturqualität ist den Experten mit durchschnittlich 2,8 Nennungen etwas wichtiger als den Anbietern mit 2,2 Nennungen (Tab.28). Bei beiden Gruppen - Anbietern und Experten – ist die Strukturqualität zentraler als die Prozessqualität und diese wiederum bedeutender als die Ergebnisqualität.

Tabelle 28: Häufigkeit der Angaben zur Angehörigenberatung

Qualitätsdimensionen	Anbieter[a] n=12 x (m)	Experten[b] n=12 x (m)
Struktur	26 (2,2)	34 (2,8)
Prozess	20 (1,7)	22 (1,8)
Ergebnis	6 (0,5)	4 (0,3)
∑	52 (4,3)	60 (5,0)

[a] Anbieter: Personen in Leitungsfunktion

[b] Experten: angebotsunabhängige Experten auf kommunaler, landkreis- bzw. bezirksbezogener und bundeslandbezogener Ebene

n: Anzahl der interviewten Personen

x (m): absolute Zahl der Nennungen (arithmetisches Mittel bezogen auf Anzahl der interviewten Personen)

∑: Summe

3.2 Ergebnisse Angehörigengruppen

3.2.1 Strukturqualität im Vergleich

Im Hinblick auf die sachbezogenen Merkmale betonen Anbieter und Experten die Regelmäßigkeit des Angebotes (Tab.29, Tab.30). Von den Experten wird bei den personenbezogenen Merkmalen die fachliche Begleitung als ganz besonders wichtig erachtet. Über die Hälfte der Personen hatte das genannt. Ferner werden die zentrale Lage (wohnortnah), Offenheit für neue Mitglieder und das Angebot paralleler Betreuungsgruppen für Demenzkranke betont.

Tabelle 29: Strukturqualität der Angehörigengruppen (7 Angaben) aus Sicht der Anbieter (n = 12)

I. Sachbezogene Merkmale (6):
1. Räumliche Aspekte (0):
2. Organisatorische Aspekte (2):
   a. Zeitliche Aspekte (2):
   - Regelmäßigkeit **(2)**
3. Personelle Aspekte (0):
4. Finanzielle Aspekte (1):
   - Unabhängigkeit von Sponsoren (1)
5. Sonstiges (3):
   - zentrale Lage (1)
   - Vorträge von Experten (1)
   - Möglichkeiten der Einbeziehung des Erkrankten in das Gruppenangebot (1)
II. Personenbezogene Merkmale (1):
1. Spezielle Qualifikationen (1):
   - fachliche Kompetenz der Gruppenleitung (1)

Tabelle 30: Strukturqualität der Angehörigengruppen (21 Angaben) aus Sicht der Experten (n = 12)

I. Sachbezogene Merkmale (14):
1. Räumliche Aspekte (0):
2. Organisatorische Aspekte (9):
   a. Zeitliche Aspekte (5):
   - Regelmäßigkeit **(4)**
   - Zeitpunkt des Angebots: bedarfsorientiert (1)
   b. Sonstige organisatorische Aspekte (4):
   - offen für neue Mitglieder **(2)**
   - parallele Betreuungsgruppen **(2)**
3. Personelle Aspekte (0):
4. Finanzielle Aspekte (1):
   - Bezahlbarkeit (1)
5. Sonstiges (4):
   - zentrale Lage (wohnortnah) **(2)**
   - Vorträge von Experten (1)
   - Angebundenheit (z.B. an Angehörigeninformationsstelle) (1)
II. Personenbezogene Merkmale (7):
1. Spezielle Qualifikationen (7):
   - fachliche Begleitung **(7)**

3.2.2 Prozessqualität im Vergleich

Information (fachlicher Inhalt, Tipps und Ratschläge) sowie Gespräch und Austausch stehen für Anbieter und Experten gleichermaßen als inhaltliche Merkmale im Vordergrund (Tab.31, Tab.32). Als formale Aspekte werden Offenheit und Verständnis bei den Anbietern und bei den Experten die gegenseitige Akzeptanz der Gruppenteilnehmer hervorgehoben.

Tabelle 31: Prozessqualität der Angehörigengruppen (29 Angaben) aus Sicht der Anbieter (n = 12)

I. Inhaltliche Merkmale des Ablaufs (18):
  Wissensvermittlung (2) bzw. Information („fachlicher Input") (4) über
  - allgemein („Ratschläge") **(2)**
  - Hilfen und Lösungswege **(2)**
  - Information allgemein **(2)**
  Gespräch (8) bzw. Austausch (4) über
  - Erfahrungen **(3)**
  - Probleme **(2)**
  - Gefühle/Befinden **(2)**
  - Tabu-Themen **(2)**
  - Austausch allgemein **(2)**
  - Alltagsthemen (1)

II. Formale Merkmale des Ablaufs (11):
  1. Allgemeine Vorgehensweise (7):
    Einstellungen der Teilnehmer (7)
    - Offenheit **(4)**
    - Verständnis **(2)**
    - Engagement (Angehöriger möge sich „nicht nur als Konsument" verhalten) (1)
  2. Einstellungen des Personals ():
  3. Informationsaustausch mit Angehörigen (0):
  4. Vernetzung (1):
    - Kooperation mit Hausärzten (1)
  5. Sonstiges (3):
    - Geselligkeit / „auch einmal lachen können" (1)
    - „Demenzen im Mittelpunkt" (1)
    - „keine Anliegen ausklammern" (1)

Tabelle 32: Prozessqualität der Angehörigengruppen (18 Angaben) aus Sicht der Experten (n = 12)

I. Inhaltliche Merkmale des Ablaufs (14):
   Information („fachlicher Input") (9) über
   - allgemein („Tipps und Ratschläge") **(2)**
   - zum Thema Demenzen (Krankheitsbild und Verlauf, Umgang mit Demenzkranken) **(2)**
   - Information allgemein **(2)**
   - Therapiemöglichkeiten (mit kritischer Auseinandersetzung) (1)
   - „gute" Therapeuten (1)
   - weitere Entlastungsangebote (1)
   Austausch („Selbsthilfe") (4) über
   - Erfahrungen **(2)**
   - Probleme (1)
   - Gefühle/Befinden (1)
   Sonstiges (1):
   - gegenseitige Hilfestellung (z.B. bei Anträgen) (1)
II. Formale Merkmale des Ablaufs (4):
   1. Allgemeine Vorgehensweise (2):
      Einstellungen der Teilnehmer (2):
      - Akzeptanz (gegenseitig: zuhören können, ausreden lassen, jeder kommt zu Wort) **(2)**
   2. Einstellungen und Eigenschaften des Personals (0):
   3. Informationsaustausch mit Angehörigen (0):
   4. Vernetzung (0):
   5. Sonstiges (2):
      - Strukturiertheit des Ablaufs und der Inhalte (1)
      - Geselligkeit (1)

3.2.3 Ergebnisqualität im Vergleich

Anbieter und Experten beziehen sich in erster Linie auf die Angehörigenziele. Die Anbieter heben bei den angehörigenbezogenen Zielen Vertrautheit, Entlastung, emotionale Stärkung sowie Minderung der sozialen Isolation hervor (Tab.33). Die Experten nannten ebenso die Entlastung, emotionale Stärkung und Minderung der sozialen Isolation aber zusätzlich noch die Verbesserung des Umgangs mit Demenzkranken (Tab.34).

Tabelle 33: Ergebnisqualität der Angehörigengruppen (15 Angaben) aus Sicht der Anbieter (n = 12)

I. Auf Demenzkranke bezogene Ziele (0):
II. Angehörigenbezogene Ziele (14):
    Allgemein (7):
- Vertrautheit **(3)**
- Entlastung **(3)**
- Angehörige kommen gerne (1)

    Speziell (7):
- emotionale Stärkung (Hoffnung schöpfen, sich akzeptiert fühlen, sich nicht allein gelassen fühlen) **(3)**
- Minderung sozialer Isolation (Herausholen aus der Isolation, private Kontakte, Motivation zu anderen Aktivitäten) **(3)**
- Förderung der Mitteilungsbereitschaft („Hemmungen abbauen") (1)

III. Mitarbeiterbezogene Ziele (0):
IV. Angebotsbezogene Ziele (1):
- Weiterentwicklung der Angehörigengruppen (orientiert an anderen „Einrichtungen") (1)

Tabelle 34: Ergebnisqualität der Angehörigengruppen (15 Angaben) aus Sicht der Experten (n = 12)

I. Auf Demenzkranke bezogene Ziele (0):
II. Angehörigenbezogene Ziele (12):
    Allgemein (3):
- Entlastung (psychisch) **(2)**
- Zufriedenheit (1)

    Speziell (9):
- emotionale Stärkung (sich nicht allein gelassen fühlen) **(3)**
- Minderung sozialer Isolation **(2)**
- Verbesserung des Umgangs mit den Demenzkranken **(2)**
- lernen, die eigene Belastungsgrenze (psychisch und physisch) zu erkennen (1)
- Erhöhung der Akzeptanz weiterer Entlastungsangebote (1)

III. Mitarbeiterbezogene Ziele (0):
IV. Angebotsbezogene Ziele (3):
- Bekanntheit der Angehörigengruppe (durch Öffentlichkeitsarbeit) (1)
- Lobbyfunktion für Demenzkranke (durch Öffentlich-

> keitsarbeit) (1)
> - Einfluss auf andere Angebote ausüben (durch Kontaktaufnahme) (1)

3.2.4 Häufigkeiten der Angaben im Vergleich

Die Ergebnisqualität ist für Anbieter und Experten (jeweils 1,3 Nennungen) gleich wichtig (Tab.35). Die Experten konzentrieren sich mit durchschnittlich 1,8 Nennungen am deutlichsten auf die Strukturqualität, die Anbieter mit 2,4 Nennungen auf die Prozessqualität.

Tabelle 35: Häufigkeit der Angaben zu den Angehörigengruppen

Qualitätsdimensionen	Anbieter[a] n=12 x (m)	Experten[b] n=12 x (m)
Struktur	7 (0,6)	21 (1,8)
Prozess	29 (2,4)	12 (1,0)
Ergebnis	15 (1,3)	15 (1,3)
∑	51 (4,3)	48 (4,0)

[a] Anbieter: Personen in Leitungsfunktion
[b] Experten: angebotsunabhängige Experten auf kommunaler, landkreis- bzw. bezirksbezogener und bundeslandbezogener Ebene
n: Anzahl der interviewten Personen
x(m): absolute Zahl der Nennungen (arithmetisches Mittel bezogen auf Anzahl der interviewten Personen)
∑: Summe

3.3 Ergebnisse Hauswirtschaftliche Hilfe

3.3.1 Strukturqualität im Vergleich

Sachbezogene Qualitätsmerkmale kamen nur bei den Experten vor (Tab.37). Für sie ist die „Bezahlbarkeit" des Angebotes ein wichtiges Merkmal. Qualifizierte Mitarbeiterinnen bzw. Mitarbeiter und zum Thema Demenzen geschultes Personal sind für die Anbieter grundlegende personenbezogene Qualitätsmerkmale (Tab.36). Von den Experten wird im Umgang mit Demenzen geschultes Personal als besonders wichtig erachtet. Außerdem wurden hauswirtschaftliches Fachwissen sowie Grundlagenwissen über Hygiene und Ernährung mehrfach genannt.

Tabelle 36: Strukturqualität der Hauswirtschaftlichen Hilfe (8 Angaben) aus Sicht der Anbieter (n = 12)

I. Sachbezogene Merkmale (0):
II. Personenbezogene Merkmale (8):
    1. Allgemeine Qualifikationen (4):
        - qualifizierte Mitarbeiterinnen bzw. Mitarbeiter im Allgemeinen **(4)**
    2. spezielle Qualifikationen (4):
        - zum Thema Demenzen geschultes Personal **(3)**
        - Supervision der Mitarbeiterinnen bzw. Mitarbeiter (1)

Tabelle 37: Strukturqualität der Hauswirtschaftlichen Hilfe (20 Angaben) aus Sicht der Experten (n = 12)

I. Sachbezogene Merkmale (6):
    1. Räumliche Aspekte (0):
    2. Organisatorische Aspekte (3):
        a. Zeitliche Aspekte (3):
            - häusliche Pflege erfolgt zuverlässig (zur vereinbarten Zeit) (1)
            - zeitliche Flexibilität (am Bedarf orientiert) (1)
            - häusliche Pflege als kontinuierliches (regelmäßiges) Angebot (1)
    3. Personelle Aspekte (0):
    4. Finanzielle Aspekte (2):
        - „Bezahlbarkeit" (gewisse Eigenleistung der Nutzer) **(2)**
    5. Sonstiges (1):

- häusliche Pflege als professionelles Angebot (1)
II. Personenbezogene Merkmale (14):
1. Allgemeine Qualifikationen (3):
   - hauswirtschaftliches Fachwissen **(3)**
2. Spezielle Qualifikationen (11):
   - im Umgang mit Demenzkranken/zum Krankheitsbild geschultes Personal **(7)**
   - Grundlagenwissen über Hygiene und Ernährung **(2)**
   - Erfahrung im Umgang mit schwierigen Situationen (1), Supervision der Mitarbeiterinnen und Mitarbeiter (1)

3.3.2 Prozessqualität im Vergleich

Bei den formalen Aspekten des Ablaufs betonen sowohl Anbieter als Experten insbesondere das Eingehen auf die individuellen Bedürfnisse des Demenzkranken, aber auch das Einbeziehen des Demenzkranken in die Hauswirtschaftliche Hilfe, die Beibehaltung der gleichen hauswirtschaftlichen Kraft sowie die Absprache und den Informationsaustausch mit den Angehörigen (Tab.38, Tab.39). Für die Anbieter sind ferner noch das Verständnis für Demenzkranke, die sorgfältige/verlässliche Durchführung der Tätigkeiten von besonderer Bedeutung, aber auch die Beachtung der Hygienerichtlinien, die Zusammenarbeit mit Angehörigen und ein kontinuierliches (regelmäßiges) Angebot.

Tabelle 38: Prozessqualität der Hauswirtschaftlichen Hilfe (36 Angaben) aus Sicht der Anbieter (n = 12)

I. Inhaltliche Merkmale des Ablaufs (3):
- auch dem Demenzkranken Hilfen geben (1)
- Sturzgefahren beseitigen (1)
- für Sicherheit sorgen (bei elektrischen Geräten und Reinigungsmitteln – Vergiftungsgefahr) (1)

II. Formale Merkmale des Ablaufs (33):
1. Allgemeine Vorgehensweise (18):
   - Eingehen auf die individuellen Bedürfnisse/Wünsche des Demenzkranken **(5)**
   - sorgfältige/verlässliche Durchführung der Tätigkeiten **(4)**
   - Einbeziehung des Demenzkranken in kleinere Tätigkeiten **(2)**
   - Beachtung der Hygienerichtlinien **(2)**
   - Leistungen auf Notwendigkeiten ausrichten, Priorität-

> ten setzen (1)
> - Vertrauensverhältnis zum Demenzkranken aufbauen (1)
> - soziokulturelle Besonderheiten der Kunden berücksichtigen (1)
> - Beachtung des Datenschutzes (1)
> - Zusammenarbeit mit dem Demenzkranken (1)
> 2. Einstellungen und Eigenschaften des Personals (7):
>   - Verständnis für / Geduld mit dem Demenzkranken **(6)**
>   - guter Umgang mit dem Demenzkranken (1)
> 3. Informationsaustausch mit Angehörigen (4):
>   - vorherige Absprache über die zu erbringenden Leistungen **(2)**
>   - Zusammenarbeit mit den Angehörigen **(2)**
> 4. Vernetzung (0):
> 5. Sonstiges (4):
>   - kontinuierliches (regelmäßiges) Angebot **(2)**
>   - die gleiche hauswirtschaftliche Kraft **(2)**

Tabelle 39: Prozessqualität der Hauswirtschaftlichen Hilfe (18 Angaben) aus Sicht der Experten (n = 12)

> I. Inhaltliche Merkmale des Ablaufs (0):
> II. Formale Merkmale des Ablaufs (18):
>   1. allgemeine Vorgehensweise (10):
>   - Eingehen auf individuelle Bedürfnisse, Wünsche, Lebensgewohnheiten des Demenzkranken **(5)**
>   - Einbeziehung des Demenzkranken in die Hauswirtschaftliche Hilfe (Vorlieben und Abneigungen berücksichtigen) **(3)**
>   - sorgfältige Durchführung der hauswirtschaftlichen Tätigkeiten (1)
>   - verlässliche Durchführung der hauswirtschaftlichen Tätigkeiten (1)
>   2. Einstellungen und Eigenschaften des Personals (4):
>   - ruhig und gelassen (1)
>   - freundlich (1)
>   - ehrlich (1)
>   - mit sozialer Kompetenz (1)
>   3. Informationsaustausch mit Angehörigen (2):
>   - Absprache und Informationsaustausch mit den Angehörigen **(2)**
>   4. Vernetzung (0):
>   5. Sonstiges (2):
>   - die gleiche hauswirtschaftliche Kraft **(2)**

3.3.3 Ergebnisqualität im Vergleich

Auf Anbieterseite wurden nur auf Demenzkranke bezogene Ziele, wie für den Demenzkranken eine Bezugsperson sein, genannt (Tab.40). Für die Experten sind besonders angehörigenbezogene Ziele, wie die Entlastung für den Angehörigen, wichtig (Tab.41).

Tabelle 40: Ergebnisqualität der Hauswirtschaftlichen Hilfe (2 Angaben) aus Sicht der Anbieter (n = 12)

> I. <u>Auf Demenzkranke bezogene Ziele (2):</u>
>   - für den Demenzkranken eine Bezugsperson sein **(2)**
> II. <u>Angehörigenbezogene Ziele (0):</u>
> III. <u>Mitarbeiterbezogene Ziele (0):</u>
> IV. <u>Angebotsbezogene Ziel (0):</u>

Tabelle 41: Ergebnisqualität der Hauswirtschaftlichen Hilfe (8 Angaben) aus Sicht der Experten (n = 12)

> I. <u>Auf Demenzkranke bezogene Ziele (3):</u>
>   - Unterstützung (1)
>   - Zufriedenheit (1)
>   - für den Demenzkranken eine Bezugsperson werden (1)
> II. <u>Angehörigenbezogene Ziel (4):</u>
>   - Entlastung der Angehörigen (dadurch Stärkung der häuslichen Pflege) **(2)**
>   - Unterstützung (1)
>   - Zufriedenheit (1)
> III. <u>Mitarbeiterbezogene Ziele (0):</u>
> IV. <u>Angebotsbezogene Ziele (1):</u>
>   - Bekanntheit der Hauswirtschaftlichen Hilfe (durch Öffentlichkeitsarbeit) (1)

3.3.4 Häufigkeiten der Angaben im Vergleich

Mit Abstand wichtigster Qualitätsbereich ist für die Anbieter die Prozessqualität mit durchschnittlich 3,0 Nennungen (Experten 1,5 Nennungen), für die Experten ist es die Strukturqualität mit durchschnittlich 1,7 Nennungen (Anbieter 0,7 Nennungen) (Tab.42).

Tabelle 42: Häufigkeit der Angaben zur Hauswirtschaftlichen Hilfe

Qualitätsdimensionen	Anbieter[a] n=12 x (m)	Experten[b] n=12 x (m)
Struktur	8 (0,7)	20 (1,7)
Prozess	36 (3,0)	18 (1,5)
Ergebnis	2 (0,2)	8 (0,7)
∑	46 (3,9)	46 (3,8)

[a] Anbieter: Personen in Leitungsfunktion
[b] Experten: angebotsunabhängige Experten auf kommunaler, landkreis- bzw. bezirksbezogener und bundeslandbezogener Ebene
n: Anzahl der interviewten Personen
x(m): absolute Zahl der Nennungen (arithmetisches Mittel bezogen auf Anzahl der interviewten Personen)
∑: Summe

3.4 Ergebnisse Betreuungsdienst

3.4.1 Strukturqualität im Vergleich

Bei der Betrachtung der sachbezogenen Qualitätswünsche nach der Häufigkeit stehen bei den Anbietern die zeitliche Flexibilität der Betreuung, die fachliche Begleitung der Helferinnen bzw. Helfer und die Fallbesprechung an erster Stelle (Tab.43). Dagegen wurden von den Experten das Vorhandensein einer Leitung, die Möglichkeit zur Reflexion über Einsätze und die Bezahlbarkeit mehrfach genannt (Tab.44). Mit Abstand am wichtigsten ist den Experten das Vorhandensein einer fachlichen Begleitung der Helferinnen und Helfer. Sowohl den Anbietern als auch Experten ist die Qualifikation der Helferinnen und Helfer, ein personenbezogenes Merkmal, sehr wichtig. Anbieter und Experten machten Angaben zu speziellen Qualifikationen (Kenntnisse Demenzerkrankungen, Umgang, Kommunikation).

Tabelle 43: Strukturqualität des Betreuungsdienstes (24 Angaben) aus Sicht der Anbieter (n = 10)

I. Sachbezogene Merkmale (10):
1. Räumliche Aspekte (0):
2. Organisatorische Aspekte (5):
    a. Zeitliche Aspekte (3):
    - zeitliche Flexibilität der Betreuung **(2)**
    - Ausrichtung regelmäßiger Gruppentreffen (1)
    b. Sonstige organisatorische Aspekte (2)
    - fachliche Begleitung der Helferinnen und Helfer **(2)**
3. Personelle Aspekte (3):
    - Fallbesprechung/Reflexion **(2)**
    - Mitbestimmung der Betreuerinnen und Betreuer bezüglich ihrer Einsätze (1)
4. Finanzielle Aspekte (1):
    - Aufwandsentschädigung (1)
5. Sonstiges (1):
    - für die Angehörigen unbürokratische Vorgehensweise (1)

II. Personenbezogene Merkmale (6):
1. Allgemeine Qualifikationen (0):
2. Spezielle Qualifikationen (6):
    - Kenntnisse über Demenzerkrankungen **(2)**
    - fortgebildete Betreuerinnen und Betreuer (Krankheitsverläufe, Pflege, Kommunikation, Methoden, Umgang) **(4)**

Tabelle 44: Strukturqualität des Betreuungsdienstes (32 Angaben) aus Sicht der Experten (n = 12)

I. Sachbezogene Merkmale (18):
1. Räumliche Aspekte (0):
2. Organisatorische Aspekte (13):
    a. Zeitliche Aspekte (3):
    - Regelmäßigkeit (1)
    - kurzfristige Abrufbarkeit für „Notfälle" (1)
    - am Bedarf orientierte, zeitlich möglichst flexible Betreuung (1)
    b. sonstige organisatorische Aspekte (10):

> Vorhandensein einer Leitung:
> - „Begleitung" der Betreuerinnen und Betreuer (im Einzelnen: regelmäßige Gruppentreffen zum Aussprechen, Rat bei Bedarf) **(5)**
> - Vorhandensein einer Leitung **(2)**
> - Koordinationsfunktion: sorgt dafür, dass Betreuerinnen und Betreuer und Demenzkranker bzw. Angehöriger zusammenpassen (1)
> - Koordinationsfunktion: Ansprechpartner für Betreuerinnen und Betreuer und Angehörige (1)
> - gemeinsamer Erstbesuch mit Anleitung der Betreuerin oder des Betreuers (1)
>
>   3. <u>Personelle Aspekte (3)</u>:
>   - Möglichkeit zur Reflexion über die Einsätze **(2)**
>   - Aufwandsentschädigung (1)
>   4. <u>Finanzielle Aspekte (2)</u>:
>   - Bezahlbarkeit/geringe Kosten **(2)**
>   5. <u>Sonstiges (0)</u>:
> II. <u>Personenbezogene Merkmale (14)</u>:
>   1. <u>Allgemeine Qualifikationen (2)</u>:
>   - mindestens 30-stündige Schulung (1)
>   - 40-stündige Schulung (1)
>   2. <u>Spezielle Qualifikationen (12)</u>:
>   - Basiskenntnisse zu Demenzen (Krankheitsbild, Verlauf) **(6)**
>   - Umgang mit Demenzkranken **(3)**
>   - Kommunikation mit Demenzkranken **(2)**
>   - Möglichkeiten der Aktivierung und Förderung Demenzkranker (1)

3.4.2 Prozessqualität im Vergleich

Bei den inhaltlichen Qualitätsaspekten treten sowohl bei den Anbietern als auch Experten nur Einzelangaben auf (Tab.45, Tab.46). Die Personen in Leitungsfunktion nannten bei den formalen Aspekten an erster Stelle das Eingehen auf Bedürfnisse/Wünsche des Demenzkranken, an zweiter Stelle die Vertrauensbasis zwischen Betreuerinnen bzw. Betreuer und Angehörigem. Bei den Experten hingegen nehmen vier Aspekte die erste Stelle ein: Wünsche sowie Vorlieben und Abneigungen des Demenzkranken berücksichtigen, mit den Angehörigen kooperieren, den Demenzkranken akzeptieren und die gleiche Betreuungsperson.

Tabelle 45: Prozessqualität des Betreuungsdienstes (12 Angaben) aus Sicht der Anbieter (n = 10)

I. Inhaltliche Merkmale des Ablaufs (2):
- Beschäftigungstherapien anwenden (1)
- Angehörige über weitere Entlastungsangebote informieren (1)

II. Formale Merkmale des Ablaufs (10):
1. Allgemeine Vorgehensweise (7):
   - Eingehen auf Bedürfnisse/Wünsche des Demenzkranken **(3)**
   - Vertrauensbasis zwischen Betreuerin bzw. Betreuer und Angehörigem **(2)**
   - zusammen mit dem Demenzkranken Tätigkeiten durchführen („Hand in Hand") (1)
   - Vertrauensbasis zwischen Betreuerin bzw. Betreuer und fachlicher Begleitung (1)
2. Einstellungen und Eigenschaften des Personals (2):
   - Verständnis für den Demenzkranken (1)
   - Termintreue (1)
3. Informationsaustausch mit Angehörigen (0):
4. Vernetzung (1):
   - Austausch mit anderen Diensten (1)

Tabelle 46: Prozessqualität des Betreuungsdienstes (20 Angaben) aus Sicht der Experten (n = 12)

I. Inhaltliche Merkmale des Ablaufs (1):
- große Bandbreite der Betreuung: von der reinen Präsenz bis hin zur Aktivierung (1)

II. Formale Merkmale des Ablaufs (19):
1. Allgemeine Vorgehensweise (7):
   - Wünsche sowie Vorlieben und Abneigungen des Demenzkranken berücksichtigen **(3)**
   - Kooperation mit Angehörigen (Informationsaustausch, Absprache über Betreuungsinhalte) **(3)**
   - anpassen der Betreuungstätigkeit an den gewohnten Alltag des Demenzkranken (1)
2. Einstellungen und Eigenschaften des Personals (9):
   - Verständnis / den Demenzkranken akzeptieren **(3)**
   - „persönliche Stärke", um mit den Besonderheiten im Verhalten Demenzkranker umgehen zu können **(2)**
   - Termintreue **(2)**
   - „Ideenreichtum" bezüglich Aktivitäten mit Demenzkranken (1)
   - Ehrlichkeit (1)

> 3. Informationsaustausch mit Angehörigen (0):
> 4. Vernetzung (0):
> 5. Sonstiges (3):
>   - gleiche Betreuungsperson **(3)**

3.4.3 Ergebnisqualität im Vergleich

An erster Stelle nannten die Personen in Leitungsfunktion das Wohlbefinden der Demenzkranken und die Entlastung der Angehörigen (Tab.47). Von den Experten wurde gleichfalls zweimal die Entlastung der Angehörigen angegeben (Tab.48).

Tabelle 47: Ergebnisqualität des Betreuungsdienstes (7 Angaben) aus Sicht der Anbieter (n = 10)

> I. Auf Demenzkranke bezogene Ziele (3):
>   - Wohlbefinden **(2)**
>   - alltagspraktische Fähigkeiten erhalten (1)
> II. Angehörigenbezogene Ziele (2):
>   - Entlastung **(2)**
> III. Mitarbeiterbezogene Ziele (1):
>   - Anerkennung (1)
> IV. Angebotsbezogene Ziele (1):
>   - Bekanntheit des Betreuungsdienstes (durch Öffentlichkeitsarbeit) (1)

Tabelle 48: Ergebnisqualität des Betreuungsdienstes (5 Angaben) aus Sicht der Experten (n = 12)

> I. Auf Demenzkranke bezogene Ziele (1):
>   - Zufriedenheit (1)
> II. Angehörigenbezogene Ziele (3):
>   - Entlastung **(2)**
>   - Zufriedenheit (1)
> III. Mitarbeiterbezogene Ziele (0):
> IV. Angebotsbezogene Ziele (1):
>   - Bekanntheit des Betreuungsdienstes (durch Öffentlichkeitsarbeit) (1)

3.4.4 Häufigkeit der Angaben im Vergleich

Struktur- und Prozessqualität sind den Experten mit durchschnittlich 2,7 und 1,7 Nennungen etwas wichtiger als den Anbietern mit durchschnittlich 1,6 und 1,2 Angaben (Tab.49). Am häufigsten äußerten sich sowohl die Anbieter als auch die Experten zur Strukturqualität. Angaben zur Ergebnisqualität sind in beiden Gruppen selten (im Mittel 0,7 Nennungen bei den Anbietern; 0,4 Nennungen bei den Experten).

Tabelle 49: Häufigkeit der Angaben zum Betreuungsdienst

Qualitätsdimensionen	Anbieter[a] n=10 x (m)	Experten[b] N=12 X (m)
Struktur	16 (1,6)	32 (2,7)
Prozess	12 (1,2)	20 (1,7)
Ergebnis	7 (0,7)	5 (0,4)
$\sum$	39 (3,9)	57 (4,8)

[a] Anbieter: Personen in Leitungsfunktion
[b] Experten: angebotsunabhängige Experten auf kommunaler, landkreis- bzw. bezirksbezogener und bundeslandbezogener Ebene
n: Anzahl der interviewten Personen
x (m): absolute Zahl der Nennungen (arithmetisches Mittel bezogen auf Anzahl der interviewten Personen)
$\sum$: Summe

3.5 Ergebnisse Pflegekurs

3.5.1 Strukturqualität im Vergleich

Wohnortnähe bzw. Durchführung des Pflegekurses in der Wohnung eines Patienten oder in einer Tagespflege steht als sachbezogenes Merkmal für die Experten an erster Stelle (Tab.51). Die Anbieter konzentrieren sich bei den personenbezogenen Merkmalen auf qualifizierte Kursleiterinnen bzw. –leiter im Allgemeinen (Tab.50). Die

Experten betonen an dieser Stelle spezielle Qualifikationen bezogen auf Demenzerkrankungen.

Tabelle 50: Strukturqualität des Pflegekurses (9 Angaben) aus Sicht der Anbieter (n = 12)

I. Sachbezogene Merkmale (3):
   1. Räumliche Aspekte (1):
      - Gestaltung der Örtlichkeit (1)
   2. Organisatorische Aspekte (2):
      a. Zeitliche Aspekte (0)
      b. Sonstige organisatorische Aspekte (2):
         - nicht als Kurs mit fester Teilnehmerzahl, sondern individuelle Durchführung (1)
         - gute Vorbereitung auf Organisation (1)
   3. Personelle Aspekte (0):
   4. Finanzielle Aspekte (0):
   5. Sonstiges (0):
II. Personenbezogene Merkmale (6):
   1. Allgemeine Qualifikationen (4):
      - qualifizierte Kursleiter / Dozenten im Allgemeinen **(4)**
   2. Spezielle Qualifikationen (2):
      - Krankenpflege (1)
      - Multiprofessionalität (nicht nur Krankenpflege) (1)

Tabelle 51: Strukturqualität des Pflegekurses (12 Angaben) aus Sicht der Experten (n = 12)

I. Sachbezogene Merkmale (6):
   1. Räumliche Aspekte (2):
      - Wohnortnähe, in der Wohnung eines Teilnehmers oder in einer Tagespflege **(2)**
   2. Organisatorische Aspekte (2):
      a. Zeitliche Aspekte (1)
      - bedarfsorientiert (z.B. bezüglich Öffnungszeiten) (1)
      b. Sonstige organisatorische Aspekte (1)
      - kleine Gruppen (nicht mehr als 8 Teilnehmer) (1)
   3. Personelle Aspekte (0):
   4. Finanzielle Aspekte (1):
      - Bezahlbarkeit für Nutzer (den Angehörigen ist ein gewisses Maß an Eigenleistung zumutbar) (1)

5. Sonstiges (1):
- paralleles Angebot einer Betreuung für Demenzkranke (1)

II. Personenbezogene Merkmale (6):
1. Allgemeine Qualifikationen (4):
- qualifizierte Referenten (1)
- fachlich qualifizierte Leitung (1)
- gute Kenntnisse von Therapie und Praxis (1)
- soziale Kompetenz (1)
2. Spezielle Qualifikationen (2):
- fachliche Kompetenz (Verlauf und psychischer Hintergrund bei Demenzen) (2)

3.5.2 Prozessqualität im Vergleich

Die Anbieter halten die alltags-, praxisnahen Kursinhalte und aktuelle Wissensvermittlung als inhaltliche Merkmale für wichtig (Tab.52). Die Experten weisen hier besonders auf die Prophylaxe, Selbstpflege, Vermittlung demenzspezifischer Kenntnisse, Information zu anderen Entlastungsangeboten hin (Tab.53). Unter den formalen Merkmalen hat für die Anbieter die flexible Kursgestaltung (auf individuelle Bedürfnisse der Teilnehmer eingehen) eine herausragende Bedeutung. Für die Experten sind dagegen die anwaltschaftliche Funktion und der Erfahrungsaustausch mit Angehörigen grundlegend.

Tabelle 52: Prozessqualität des Pflegekurses (20 Angaben) aus Sicht der Anbieter (n = 12)

I. Inhaltliche Merkmale des Ablaufs (7):
- alltags- und praxisnahe Kursinhalte **(3)**
- aktuelles Wissen vermitteln **(2)**
- Hilfsangebote für Angehörige vermitteln (1)
- Kursleiterin bzw. -leiter führt Gespräche mit Angehörigen (1)

II. Formale Merkmale des Ablaufs (13):
1. Allgemeine Vorgehensweise:
- flexible Kursgestaltung (d.h. auf die individuellen Bedürfnisse und Probleme der Teilnehmer eingehen) **(7)**
- strukturiertes Kurskonzept **(2)**
- Austausch der Kursteilnehmer untereinander fördern **(2)**

- Raum für eigene Meinungsäußerung der Kursteilnehmer bieten **(2)**
2. Einstellungen und Eigenschaften des Personals (0):
3. Informationsaustausch mit den Angehörigen (0):
4. Vernetzung (0):
5. Sonstiges (0):

Tabelle 53: Prozessqualität des Pflegekurses (26 Angaben) aus Sicht der Experten (n = 12)

I. Inhaltliche Merkmale des Ablaufs (17):
- Erlernen des Umgangs mit Demenzkranken (psychosoziale Pflege) **(3)**
- Prophylaxe: auf aktivierende bzw. biographieorientierte Möglichkeiten eingehen **(2)**
- Informationen zu anderen Entlastungsangeboten (z.B. Betreuungsgruppen, Tagespflege) **(2)**
- Selbstpflege **(2)**
- Vermittlung Kenntnisse Krankheitsbilder Demenzen **(2)**
- Informationen über mögliche Pflegehilfsmittel (1)
- für spätere Krankheitsstadien bedarfsgerecht Pflegetätigkeiten vermitteln (1)
- fachliche Begleitung bei Krankheitsverarbeitung (1)
- Verhaltensanleitungen (Validation, Beschäftigung) (1)
- Information über Unterstützungsangebote in Region (1)
- neuester Wissensstand Behandlungsmöglichkeiten (1)

II. Formale Merkmale des Ablaufs (9):
  1. Allgemeine Vorgehensweise (4):
     - übersichtliches und gut gemischtes Themenangebot (1)
     - beispielhafte Übertragung auf Situation der Kursteilnehmer (1)
     - Vermittlung, was durch Hilfemaßnahmen erreicht werden kann (1)
     - verstehbare Literatur nennen (1)
  2. Einstellungen und Eigenschaften des Personals (2):
     - anwaltschaftliche Funktion (Bedürfnisse und Wünsche des Demenzkranken berücksichtigen, wertschätzender Umgang) **(2)**
  3. Informationsaustausch mit den Angehörigen (2):
     - Erfahrungsaustausch mit Angehörigen (Transparenz, Wünsche und Bedürfnisse der Betroffenen erfragen)

> (2)
> 4. Vernetzung (1):
>   - Kooperation mit Diensten und Einrichtungen der Region (1)
> 5. Sonstiges (0):

3.5.3 Ergebnisqualität im Vergleich

Es gab keine gehäuften Nennungen bezogen auf Demenzkranke, Angehörige, Mitarbeiterinnen bzw. Mitarbeiter und Angehörige (Tab.54, Tab.55).

Tabelle 54: Ergebnisqualität des Pflegekurses (4 Angaben) aus Sicht der Anbieter (n = 12)

> I. Auf Demenzkranke bezogene Ziele (0):
> II. Angehörigenbezogene Ziele (4):
>   - psychische Stärkung der Kursteilnehmer (1)
>   - positive Einstellung zu Demenzerkrankung vermitteln (1)
>   - Angehörige sollen lernen, ihre eigenen Grenzen bei der Versorgung eines Demenzkranken einzuschätzen (1)
>   - Gefühl des Nicht-alleine-Seins vermitteln (1)
> III. Mitarbeiterbezogene Ziele (0):
> IV. Angebotsbezogene Ziele (0):

Tabelle 55: Ergebnisqualität des Pflegekurses (6 Angaben) aus Sicht der Experten (n = 12)

> I. Auf Demenzkranke bezogene Ziele (1):
>   - Zufriedenheit (1)
> II. Angehörigenbezogene Ziele (2):
>   - psychische Entlastung (Umgang mit Emotionen, Aufbrechen Isolation) (1)
>   - Zufriedenheit (1)
> III. Mitarbeiterbezogene Ziele (0):
> IV. Angebotsbezogene Ziele (3):
>   - Öffentlichkeitsarbeit (Angebot in Region gut bekannt machen) (1)

- weiteren Unterstützungsbedarf ermitteln (1)
- Akzeptanz erhöhen (1)

3.3.4 Häufigkeiten im Vergleich

Die Prozessqualität ist sowohl für die Anbieter (durchschnittlich 1,7 Nennungen) als auch die Experten (durchschnittlich 2,7 Nennungen) der wichtigste Qualitätsbereich (Tab.56). Bei Anbietern und Experten gibt es nur wenige Angaben zur Ergebnisqualität.

Tabelle 56: Häufigkeit der Angaben zum Pflegekurs

Qualitätsdimensionen	Anbieter[a] n=12 x (m)	Experten[b] n=12 x (m)
Struktur	9 (0,8)	12 (1,0)
Prozess	20 (1,7)	26 (2,2)
Ergebnis	4 (0,3)	6 (0,5)
∑	33 (2,8)	44 (3,6)

[a] Anbieter: Personen in Leitungsfunktion
[b] Experten: angebotsunabhängige Experten auf kommunaler, landkreis- bzw. bezirksbezogener und bundeslandbezogener Ebene
n: Anzahl der interviewten Personen
x(m): absolute Zahl der Nennungen (arithmetisches Mittel bezogen auf Anzahl der interviewten Personen)
∑: Summe

4. Diskussion

Dem Gesetzgeber sind der Ausbau und die verstärkte Inanspruchnahme niedrigschwelliger Angebote ein Anliegen, um die häusliche Pflege zu entlasten und damit möglichst lange zu gewährleisten. Qualitätsmerkmale sind ein Kennzeichen für ein professionelles Versorgungsangebot. Die Vorgaben für die Ausgestaltung der Qualitätsstandards fallen in die Hoheit der Bundesländer. Daher ergibt sich bundesweit ein uneinheitliches Bild der Vorgaben. Die Qualitätsdiskussion wird maßgeblich bestimmt durch die Anbieter von unterstützenden Diensten für zuhause lebende Demenzkranke und unabhängige Experten. Um noch eindeutiger zu kundenfreundlichen Qualitätsstandards zu gelangen, wäre es zudem wünschenswert, die Angehörigensichtweise mit zu betrachten.

4.1 Einzeldiskussion der fünf Angebote im Rahmen der wissenschaftlichen Literatur

Nachfolgend werden die Ergebnisse der Untersuchung in die wissenschaftliche Diskussion um Qualitätsstandards eingebettet. Es soll aufgezeigt werden, ob sich für die von Anbietern und Experten genannten Qualitätsziele auch entsprechende Anhaltspunkte in der Literatur finden lassen.

4.1.1 „Angehörigenberatung" im Rahmen der wissenschaftlichen Literatur

Bezüglich der **Angehörigenberatung** sprechen sich Anbieter und Experten in der vorliegenden Studie besonders für die **Strukturqualität** aus. Im Mittelpunkt bei Anbietern und Experten steht das Anliegen der verstärkten Qualifizierung der Mitarbeiterinnen und Mitarbeiter und zwar u.a. hinsichtlich einer professionellen Gesprächsführung. Auch in der Literatur wird die Bedeutung der Gesprächsführung betont und zwar mit dem Schwerpunkt psychosozialer Kompetenz. Eine gelungene Gesprächsführung zeigt sich in der Fähigkeit, sich in die Gesprächspartnerin / den Gesprächspartner einzufühlen und sie / ihn gleichzeitig zur Selbsthilfe zu befähigen. Die Beraterkompetenz wird kategorisiert in Selbst-, Methoden-, System- und Feldkompetenz [75]. Die Qualifikation der beratenden Person sollte aus einer adäquaten Grundausbildung in einem helfenden Beruf, Fachwissen, psychosozialer Kompetenz, persönlichen Erfahrungen, sowie der Fähigkeit in einem multidisziplinäres Team arbeiten zu können, bestehen. Für eine zusätzliche Qualifizierung bedarf es der Fortbildung und Supervision [16, 129]. Wirksame Beratung geht über die „reine" Informationsvermittlung hinaus und bietet „Case-Management", Beratungsreihen, Schulungsmaßnahmen zur Kompetenzsteigerung und Gruppenangebote an [57].

Nach Ansicht der Experten in der Studie besteht aber auch Bedarf an spezieller Qualifikation und zwar hinsichtlich von Kenntnissen über das regionale Versorgungssystem, über Demenzerkrankungen und über rechtliche Bestimmungen. Als Hauptgrund für die Nichtinanspruchnahme wird das fehlende Wissen über Angebote genannt [22, 90, 133, 135]. Kenntnisse über das regionale Versorgungssystem bei den Beratenden sind unabdingbar, um zu einer besseren Bekanntmachung der Dienste zu gelangen [22]. Auch sollte die Information der Angehörigen durch die Hausärzte verbessert werden [135]. Unübersichtlichkeit [127], bürokratische Hürden und spezielle Probleme mit der Pflegeversicherung senken zusätzlich die Inanspruchnahme der Dienste [90]. Die Anbieter der vorliegenden Studie heben die Bedeutung von ausreichend Beratungszeit („Zeit zum Zuhören") hervor.

Ferner sind den Anbietern aufsuchende Kontakte im Rahmen der **Prozessqualität** ein besonderes Anliegen. Aufsuchende beziehungsweise zugehende Hilfe ist Teil der öffentlichen Debatte von Experten und Anbietern [69, 129]. Durch zugehende Beratung konnte eine Verzehnfachung der Kontakte in einer Versorgungsforschungsstudie „Initiative Demenzversorgung in der Allgemeinmedizin" (IDA) nachgewiesen werden [64]. 68% der Angehörigen hatten mindestens ein persönliches Treffen. Im Normalfall nehmen nur 6% der Angehörigen von Demenzkranken eine persönliche Beratung in Anspruch [118].

Die Experten der vorliegenden Studie legten bei der Prozessqualität viel Wert auf die Vernetzung und das Case-Management. In der öffentlichen Diskussion votieren Experten und Anbieter für eine stärkere Vernetzung der gerontopsychiatrischen Versorgungslandschaft und für ein Case-Management [5, 69, 127]. Dies beinhaltet, die Situation des Angehörigen zu analysieren, ihm spezifische Hilfe zukommen zu lassen, die Organisation der Hilfe zu übernehmen und letztendlich Hilfe zur Selbsthilfe zu geben [16, 84, 105, 127, 129].

Bei den Anbietern fällt in der Kategorie **Ergebnisqualität** die Zielsetzung auf, die Bereitschaft der Angehörigen zu erhöhen, andere Angebote in Anspruch zu nehmen. Diese fehlende Bereitwilligkeit wird in der öffentlichen Diskussion sowohl von Anbietern als auch Experten thematisiert. Pflegende Angehörige nehmen üblicherweise erst Hilfe in Anspruch, wenn sich die pflegerische Situation als unerträglich zeigt [135]. Aus Angst vor Stigmatisierung des Demenzkranken durch die Öffentlichkeit liegt eine Vermeidung der Inanspruchnahme von Hilfe vor [109]. Zur Enttabuisierung der Krankheit bedarf es motivierender Empfehlungen seitens der Hausärzte [22]. Ferner nehmen Angehörige häufig den eigenen Bedarf nicht wahr [22, 90]. Negative Einstellungen der Pflegenden und älteren Menschen bezüglich unterstützender Dienste und hohe Kosten sind weitere Barrieren der Inanspruchnahme [90]. Schließlich können bei den Angehörigen auch Schuldgefühle entstehen, wenn die Fürsorge an professionelle Fachkräfte abgegeben wird [44].

Ferner finden sich noch Hinweise auf die Bedeutung von interkultureller Beratung und Versorgungskontinuität [127, 129].

4.1.2 „Angehörigengruppe" im Rahmen der wissenschaftlichen Literatur

Bei den **Angehörigengruppen** liegt der Schwerpunkt der Nennungen der Anbieter auf der Prozessqualität und der der Experten auf der Strukturqualität.

Bei der *Strukturqualität* betonen die Experten sehr deutlich den Bedarf an fachlicher Begleitung. Angemahnt wird eine verstärkte Gewinnung von ehrenamtlichen und professionellen Mitarbeiterinnen bzw. Mitarbeitern als Gruppenleiterin bzw. -leiter [78], deren fachliche Anleitung und Begleitung jedoch sichergestellt sein sollte. In der vorliegenden Studie geht es insbesondere den Experten um die Regelmäßigkeit des Angebots. In der öffentlichen Diskussion wird gleichfalls eine kontinuierliche Teilnahme an der Angehörigengruppe als vorteilhaft thematisiert [56]. Bei konstantem Besuch der Angehörigengruppe konnte ein niedrigeres Stress-Niveau festgestellt werden [83]. Etabliert hat sich eine Teilnehmeranzahl von sechs bis zehn Personen [78, 143] und monatliche Treffen von eineinhalbstündiger Dauer [26, 143].

Eine bundesweite Befragung von Angehörigengruppen Demenzkranker ergab, dass ein Besuch der Angehörigengruppen bei beinahe 70% der Teilnehmenden einen hohen Entlastungseffekt erzeugt. Defizite zeigten sich laut der Befragten hinsichtlich aktueller Information und einer parallelen Betreuung der Demenzkranken [26]. In 58% der Fälle wurde eine organisierte Betreuung des Demenzkranken nicht angeboten [78]. In der vorliegenden Studie wurde die Bedeutung einer parallelen Betreuung des Patienten nur von den Experten genannt.

Zentral wichtig bei der **Prozessqualität** sind den Anbietern und Experten der Aspekt Austausch und Information - allerdings mit einer Akzentuierung auf „Gespräch" bei den Anbietern. Die größten Entlastungsmöglichkeiten traten bei den pflegenden Angehörigen auf, die fachlich informiert wurden und gelernt hatten, eigene Bedürfnisse zu äußern [20, 143]. Angehörige wünschen sich Information über medizinische Ursachen der Erkrankung, medizinische Behandlung, rechtliche Fragen, soziale Dienste und fundierte Tipps zur praktischen Pflege [51, 111]. Ferner besteht Bedarf an Information über den Umgang mit der Krankheit, Kommunikationskompetenz, Techniken des Verhaltensmanagements, Alltagsbewältigung und Unterstützungsmöglichkeiten [20]. In der Fachwelt wird argumentiert, dass die vier Dimensionen der Kommunikation zwischen Betroffenen vom Kontext der jeweiligen Selbsthilfeaktivität abhängen. Hierbei handelt es sich um die Gewichtung von Erfahrungsaustausch, Informationsvermittlung, Verbalisierung von Gefühlen und dem zweckfreien Gespräch. Gespräche bilden die Basis der Selbsthilfe. Gruppen helfen bei Verhaltensänderungen und wirken somit psychotherapeutisch [18]. Angehörigengruppen für pflegende Angehörige bieten die Möglichkeit, mit Angehörigen, die sich in einer ähnlichen Situation befinden, ins Gespräch zu kommen, um sich über Lebensumstände und Sorgen auszusprechen. Neben pflegerischen, rechtlichen, medizinischen und finanziellen Inhalten ist der Austausch von Erfahrungen wichtig. Der Austausch stärkt die Fähigkeit, mit der belastenden Pflegesituation umzugehen. Das Verständnis und die Solidarität mit Gleichbetroffenen helfen im Umgang mit den eigenen Gefühlen wie Scham, Schuld, Wut und Ärger. Hilfe und Ratschläge werden von „Seinesgleichen" häufig leichter angenommen. Rutow-Turski et al. und Wilz et al. bestätigen die positiven Wirkfaktoren von Austausch, gegenseitigem Verständnis, systematischer Strukturierung und der Analyse individueller Problemlagen [111, 141]. Letztendlich geht es aber um eine Kopplung von Wissen und Erfahrung [110].

In der vorliegenden Studie spielt die Offenheit der Teilnehmer bei den Anbietern eine bedeutendere Rolle als bei den Experten. Zu diesem Qualitätsmerkmal finden sich in der Literatur keine Parallelen.

Bei der **Ergebnisqualität** pointieren beide Gruppen, Anbieter und Experten, angehörigenbezogene Ziele hinsichtlich Entlastung, emotionaler Stärkung und Minderung sozialer Isolation. Die wesentlichen Dimensionen der Angehörigengruppen sind Austausch, Information und Minderung der Isolation [78]. Der Besuch einer Gruppe leistet einen Beitrag zur Aufhebung der Isolation [100]. Angehörigengruppen zeigen damit einen positiven Effekte auf die psychische Gesundheit und infolge dessen auf die Bewältigung der Pflegesituation [18, 141]. Es kommt nicht nur zu einer Verbesserung der emotionalen Befindlichkeit, sondern auch zu mehr körperlicher Fitness [20]. Die Wirkungsmechanismen liegen im Modell-Lernen, Selbsterfahrung, gegenseitiger emotionaler Unterstützung, Verbreiterung der individuellen Wissensbasis und Aufarbeitung der Vergangenheit [18]. Damit liegen die wesentlichen Funktionen der Angehörigengruppen in einer Entlastung der Angehörigen durch soziale Unterstützung, Erhalt an Information, dem Erlernen von Bewältigungsstrategien (Coping). Sie tragen indirekt zur Verbesserung der Pflege bei [33, 34, 51, 83, 111].

4.1.3 „Hauswirtschaftliche Hilfe" im Rahmen der wissenschaftlichen Literatur

Gefragt nach den Qualitätsanforderungen an die **Hauswirtschaftliche Hilfe** ist Anbietern und Experten bei der ***Strukturqualität*** allgemein geschultes Personal (z.B. hauswirtschaftliches Fachwissen) wichtig. Für die Anbieter ist zusätzlich zum Thema Demenzerkrankungen geschultes Personal mit Verständnis für und Geduld mit den Demenzkranken bedeutsam.

Bei der ***Prozessqualität*** betonen Anbieter und Experten gleichermaßen, die individuellen Bedürfnisse des Erkrankten zu beachten. Sie möchten den Patienten auch mit in die hauswirtschaftliche Tätigkeit einbezogen sehen. Die Anbieter legen mehr Wert auf die sorgfältige Durchführung der Tätigkeiten durch den Hauswirtschaftlichen Dienst. Auch die Angehörigenbefragung von Gräßel et al. zur Hauswirtschaftlichen Hilfe ermittelte die „Verlässlichkeit" als bedeutendsten Qualitätsaspekt [65].

Die Zielsetzung der Anbieter bei der ***Ergebnisqualität*** ist es, dem Demenzkranken eine Bezugsperson zu sein. Die Ausrichtung der Experten geht dahingegen, den Angehörigen zu entlasten.

Aufgrund eines erhöhten Bedarfs an hauswirtschaftlicher Hilfe – d.h. deutlich über die finanzielle Abdeckung hauswirtschaftlicher Versorgung durch die soziale Pflegeversicherung hinaus – wird auf zusätzliche hauswirtschaftliche Dienste zurückgegriffen und zwar wegen Kostengründen auch auf günstigere mittel- oder osteuropäische Haushaltshilfen [103]. Die öffentliche Diskussion über diese Form, der zu einem Teil nicht angemeldeten Beschäftigungsverhältnisse und der hohe und wachsende Bedarf an Unterstützung in der Pflege zu Hause hat den Deutschen Caritasverband veranlasst, eine Studie zur Situation und den Bedarfen von Familien mit mittel- oder osteuropäischen Haushaltshilfen (moH) in Auftrag zu geben. Die Studie zeigt, dass der größte Hilfebedarf im Bereich hauswirtschaftlicher Versorgung bzw. in der Unterstützung bei haushaltsnahen Dienstleistungen liegt [103]. Die Hauptgründe für eine Inanspruchnahme liegen bei voller oder teilweiser körperlicher Einschränkung. Vier von fünf Nutzern brauchen auch Hilfen bei der Mobilität. Bei drei von vier Nutzern muss die Haushaltsarbeit vollständig übernommen werden, bei 13,6% teilweise. Leisten können sich etwa 10% der Klienten eines Ambulanten Dienstes eine entsprechende Haushaltshilfe. Die Nutzer sind überwiegend Alleinlebende (48,2%), hochaltrige (88% sind mindestens 80 Jahr alt), weibliche (74%) Pflegebedürftige. Es zeigt sich, dass in drei von vier Haushalten, die Hauswirtschaftliche Hilfe in Anspruch nehmen, eine, in jedem siebten Haushalt sogar eine zweite pflegebedürftige Person versorgt wird. Leistungen der Pflegeversicherung nehmen 89,6% der Nutzer hauswirtschaftlicher Hilfe in Anspruch. Ambulante Dienste schätzen, dass bei jedem Zwanzigsten ihrer Klienten ein Bedarf für eine 24-Stunden-Betreuung vorliegt [103]. Das Andersen-Modell unterscheidet drei Domänen, welche an die Inanspruchnahme eines Dienstes geknüpft sind: soziodemographische Faktoren, soziale Ressourcen und die Beanspruchung. Die Beanspruchung ist dabei der wichtigste Faktor. Studien haben ergeben, dass die Abwesenheit zusätzlich pflegender Angehöriger, das nicht Zusammenleben von Patient und Pflegendem, ausgeprägte Beeinträchtigung und höheres Einkommen zu einer vermehrten Inanspruchnahme führen [55].

4.1.4 „Betreuungsdienst" im Rahmen der wissenschaftlichen Literatur

Sowohl von den befragten Experten als auch von den Anbietern werden beim **Betreuungsdienst** bezüglich der *Strukturqualität* qualifizierte („geschulte") Betreuerinnen und Betreuer bzw. deren fachliche Begleitung als sehr wichtig erachtet. Dieser Qualitätsaspekt ist auch zentral im öffentlichen Diskurs der Fachwelt. Fachliche Begleitung, insbesondere bei unerfreulichen Betreuungserfahrungen, hilft vermeiden, dass die Tätigkeit von den Helfenden aufgegeben wird. Zudem brauchen die Ehrenamtlichen eine gründliche Vorbereitung für ihre Aufgaben [67, 92]. Dieses Entlastungsangebot ist nur mit einer professionellen Begleitung, die vor allem als Ansprechpartnerin bzw. -partner bei Problemen kontinuierlich zur Verfügung steht, aufrecht zu erhalten [67]. „Laienhelferinnen und -helfer" sollen qualifiziert, sowie unfall- und haftpflichtversichert werden und außerdem eine Aufwandsentschädigung erhalten [128]. Die Nürnberger Angehörigenberatung führt mit den Betreuerinnen und Betreuern monatliche Fallbesprechungen, einmal jährlich eine ganztägige Fortbildung, eine persönliche Einführung bei Übernahme eines neuen Einsatzes und jederzeit Fallbesprechungen durch [5]. Die Angehörigenbefragung zum Betreuungsdienst von Gräßel et al. (2010) ermittelte als wichtigstes Qualitätskriterium gut ausgebildete Betreuerinnen und Betreuer [66]. Nach Meinung nordrhein-westfälischer Experten (siehe Kapitel 1.1.4) sollte die Schulung flexible Inhalte entsprechend der gemachten Erfahrungen der Ehrenamtlichen beinhalten. Die Schulung sollte zudem rechtliche Grundlagen, wie zur Vorsorgevollmacht und zur Betreuungsverfügung, beinhalten [52] (siehe 1.1.4). Es gibt jedoch auch die Ansicht, dass die ursprüngliche Intention des bürgerschaftlichen Engagements gefährdet wäre und Ehrenamtlichkeit zur „Pseudoprofessionalität" neige, wenn die Schulung der Laienhelferinnen und -helfer zu intensiv wäre [52].

Kenntnisse zum Demenzsyndrom als spezifische Qualifikation werden von befragten Anbietern und Experten akzentuiert. Lischka (2007) betont, dass bei der Betreuung eines Demenzkranken die betreuende Person über Wissen zum Krankheitsbild sowie über fachliche und methodische Kompetenz in Bezug auf den Umgang mit demenzkranken Menschen verfügen muss [92]. Inhalte von Schulungen betreffen die Situation der pflegenden Angehörigen, das Krankheitsbild „Demenzsyndrom", Umgang mit Verwirrtheit und Aggressivität, Gesprächsführung, sozialrechtliche Fragen, sowie Einführung in die Aktivitäten des täglichen Lebens [128].

Auffällig ist die Betonung des Umgangs mit Verhaltensauffälligkeiten, Aggressionen und Widerständen in der Verordnung über niedrigschwellige Hilfe- und Betreuungsangebote für Pflegebedürftige (HBPfVO) des Landes Nordrhein-Westfalen [52] (siehe 1.1.4). Auch die befragten Experten heben den Umgang mit Demenzkranken hervor.

Bei der *Prozessqualität* ist sowohl den Experten als auch den Anbietern das Eingehen auf die Bedürfnisse der Kranken sehr wichtig. Die Experten greifen zudem die Kooperation mit Angehörigen auf. In der wissenschaftlichen Literatur wird von Experten hervorgehoben, dass die Dienste flexibel entsprechend der Bedürfnisse der Patienten und der „unmet needs", d.h. der unbefriedigten Bedürfnisse der Pflegenden ausgerichtet sein sollten [23, 27, 80, 102] und auch möglichst frühzeitig in Anspruch genommen werden sollten [23]. Die befragten Experten weisen außerdem auf die Bedeutung einer Kontinuität der Betreuungsperson hin.

Anbieter von Betreuungsdiensten, wie die Nürnberger Angehörigenberatung, nehmen in ihr Konzept zusätzlich den Punkt der guten Erreichbarkeit auf, d.h. eine zentrale Lage verbunden mit guter Erreichbarkeit durch öffentliche Verkehrsmittel [5]. In der vorliegenden Studie spielte dieses Qualitätsmerkmal keine Rolle.

Anbieter und Experten gehen auf die Bedeutung der Entlastung der Angehörigen als Kriterium der *Ergebnisqualität* ein. Dies deckt sich mit Befunden aus der Literatur [23, 27, 67, 88].

4.1.5 „Pflegekurs" im Rahmen der wissenschaftlichen Literatur

Bei der *Strukturqualität* des **Pflegekurses** betonen die Anbieter die Qualifikation der Kursleiterinnen bzw. –leiter im Allgemeinen. In der gesellschaftlichen Diskussion wird dieser Qualitätsaspekt von Anbietern und Experten ausführlich diskutiert [37, 41, 43, 94, 130]. Die pflegenden Angehörigen sollen wesentliche Grundkenntnisse in Pflegekursen (Gruppenschulung) oder bei individuellen häuslichen Schulungen (Einzelschulungen) erlernen. Damit soll die Versorgung der Betroffenen in der häuslichen Umgebung optimiert werden [94]. Mit einer wachsenden Teilnahme an entsprechenden Angeboten wird aufgrund des steigenden Bekanntheitsgrads und der Zunahme an Pflegebedürftigen gerechnet [94]. Pflegedienste, die Kurse anbieten, müssen über Fachkräfte mit den erforderlichen didaktischen Fähigkeiten verfügen. Kurse sollten von Mitarbeiterinnen oder Mitarbeitern geleitet werden, die sich für die Dozentenrolle eignen [94]. Qualifikationsvoraussetzungen für Kursleiterin bzw. -leiter sind eine Ausbildung als examinierte Pflegefachkraft, zwei Jahre Berufserfahrung und eine pädagogische Grundqualifikation (z.B. ein mit Erfolg absolvierter Kurs zur Pflegeberaterin bzw. zum -berater) [94, 130]. Über den Erfolg der Schulungen für pflegende Angehörige entscheidet letztendlich die Handlungskompetenz des Trainers. Diese setzt sich aus Fach-, Methoden- und Sozialkompetenz zusammen [94]. Ferner findet sich auch eine Kategorisierung nach praktisch-technischer Kompetenz (Anwendung von Pflegetechniken und Hilfsmitteln), klinisch-pragmatischer Kompetenz (Kommunikation, Empathie) und ethisch-moralischer Kompetenz (reflektiertes Pflegehandeln) [84]. Neben Beratung und Anleitung, Verständnis für die spezifische Situation der Angehörigen, Wissen zu pflegerischen Details, pflegerische Erfahrung zur Beurteilung von Betreuungssituationen bedarf es hoher Kompetenz im psychosozialen Bereich, insbesondere auch zur Unterstützung bei familiären Konflikten [84]. Es geht um die

Vermittlung von Information, von Handlungskompetenzen und multiplen Problemlösungsstrategien, Verbesserung der Bewältigungskompetenzen und Ressourcenaktivierung [16, 81, 91, 119, 129].

Das Deutsche Institut für Angewandte Pflegeforschung e.V. (dip) führte eine Expertenbefragung zum Thema Pflegekurse im Jahr 2004 durch. Untersucht wurden Pflegekurse und deren Unterstützungsleistung für pflegende Angehörige im Allgemeinen, d.h. ohne Demenzbezug. Das dip spricht sich aufgrund der Ergebnisse für eine Qualifikationserweiterung der Kursleiterinnen und –leiter aus [43]. Die Kurse wurden von den Teilnehmenden vorwiegend positiv bewertet. Die Ergebnisse zeigen aber auch, dass es an geeigneten Schulungskonzepten, an psychosozialen und sozialrechtlichen Hilfen und an einer effektiven Öffentlichkeitsarbeit fehlt [41]. Die Barmer Ersatzkasse führte im Jahr 2005 eine repräsentative Befragung ihrer Versicherten zur Inanspruchnahme von Pflegekursen und individuellen Schulungen im häuslichen Bereich durch und stellte die Wichtigkeit von Methodik, Didaktik und sozialer Kompetenz der Leitungspersonen fest. Für die Schulung und Beratung werden besonders qualifizierte Pflegefachkräfte benötigt, die neben der pflegefachlichen auch die psychosoziale Ebene behandeln [37]. Wünschenswert ist für die Barmer Ersatzkasse ein bundesweit geltendes Fortbildungskonzept, das die Qualifikation für diese Aufgabe standardisiert [37]. Auch das dip plädiert für ein Curriculum sowie für eine pädagogisch-didaktische Weiterbildung, Umsetzung psychosozialer Betreuung, für einen fachlichen Austausch, kontinuierliche Fortbildung und das Einbinden von Experten [43]. Kritisch wird an Pflegekursen angemerkt, dass sie meistens nicht bekannt, zu unspezifisch oder thematisch zu eng sind und kaum Hilfe bei psychischen Belastungen und Konflikten in der Familie bieten [94].

Für die befragten Experten ist die demenzspezifische Qualifikation von Bedeutung. Die Studie von Donath et al. (2009) zu den Qualitätsansprüchen an Pflegekurse von Seiten der pflegenden Angehörigen Demenzkranker ergab, dass die Kurse auf krankheitsspezifische Informationsvermittlung ausgerichtet sein sollten [40].

Die Experten der vorliegenden Studie betonten ferner die Wichtigkeit der Wohnortnähe des Angebots. Der Pflegekurs sollte in der Wohnung der teilnehmenden Person oder in einer Tagespflegeeinrichtung stattfinden. Auch der Bundesverband privater Anbieter sozialer Dienste e.V. (bpa) weist auf die Notwendigkeit hin, gut erreichbare Kursräume zu wählen, um den Organisationsaufwand zu begrenzen [130]. Dagegen spricht sich das dip gegen häusliche Schulungen aus, mit der Begründung, diese würden sich isolationsfördernd auswirken [43].

Von den Anbietern wurde in der vorliegenden Studie sehr häufig die flexible Kursgestaltung bei der **Prozessqualität** geäußert (d.h. auf individuelle Probleme einzugehen). Das dip meint hingegen, die individuellen Bedürfnisse könnten in den Kursen nicht immer berücksichtigt werden, da dies nur bei Bildung homogener Gruppen zu gewährleisten sei [41]. Schulungen sollten deshalb nach unterschiedlichen Bedarfsgruppen ausgerichtet werden, da sonst die Gefahr bestünde, dass Teilnehmende frühzeitig ausscheiden würden [35]. Kursteilnehmer würden eine Maßnahme dann als positiv bewerten, wenn der Nutzen offensichtlich sei und zwar dann, wenn der individuelle Beratungsbedarf erkannt werde. Gerade bei der häuslichen Schulung sei die Analyse der individuellen Pflegesituation und die damit in Zusammenhang stehenden Belastungen zwingend notwendig [37]. Auch in der vom bpa durchgeführten Studie zur Pflegeberatung und -schulung äußerten die Befragten den Wunsch, dass noch stärker auf Einzelprobleme eingegangen werde und der praktische Teil zu erweitern sei [130].

Die Anbieter der vorliegenden Studie sprechen sich zudem für alltags- und praxisnahe Inhalte aus. Dies deckt sich mit den Wünschen pflegender Angehöriger [40]. Um die Inanspruchnahme von Pflegekursen zu erhöhen, müssen die pflegenden Angehörige von den für sie relevanten Vorteilen eines Pflegekurses jedoch auch überzeugt werden [40]. Am meisten profitieren die Angehörigen laut Studie des dip durch Erfahrungsaustausch, Informationsvermittlung und praktische Übungen im Umgang mit Demenzkranken [42]. Interventionen sollten die Gesundheit der Pflegenden beachten, aktive Techniken anwenden und ausreichend Kontakt gewähren, um unterschiedliche Problembereiche angehen zu können. Nach dem Transtheoretischen Modell der Verhaltensänderung sind diejenigen Individuen erfolgreich, die für Veränderung bereit sind und praktische Fertigkeiten für mögliche Verhaltensänderungen erhalten [108]. Daher sollten Interventionsstrategien unterschiedliche Bereitschaftsniveaus für Verhaltensänderungen berücksichtigen. Zu beachten ist ferner, dass die Bereitschaft der Inanspruchnahme eines Pflegedienstes auch von dem gesundheitlichen Wohlbefinden der Pflegenden abhängt und nicht so sehr vom Gesundheitszustand des Patienten [30]. Die Vermittlung von Fertigkeiten ist in der Regel effektiver als die reine Vermittlung von Information [48]. Es zeigt sich als sinnvoll, Veränderungen anzunehmen, die eigenen Erfahrungen positiv zu bewerten und sich neue Fertigkeiten anzueignen. In einer Pflegesituation erwiesen sich geschulte Personen als flexiblere, kreativere, die eigenen Ressourcen stärker beachtende Menschen. Sie wussten, ab wann Hilfe von außen notwendig ist [48]. Kurse zur Vermittlung von Fertigkeiten führen zu einem positiven Effekt bezüglich des Wissenstands der Angehörigen sofort nach dem Training, hingegen zu keinem Effekt hinsichtlich der eigenen Gesundheit. Das Wissen und die Erfahrung der Angehörigen sollten mit in den Kurs einfliesen [89]. Kurse, bei denen Fertigkeiten vermittelt wurden, waren effektiver, emotionalen Stress zu reduzieren, als reine Informationsmaßnahmen und Unterstützungsleistungen [47].

Für die befragten Experten ist der Umgang mit Demenzpatienten wichtig. Bezüglich der Qualitätsansprüche an Pflegekurse sieht das dip anders geartete Verbesserungsbedarfe: systematisierte Kooperation zwischen Sektoren, trägerübergreifende Vernetzung - um mehr Kurse vorzuhalten und somit den Bedarf an homogenen Gruppen zu decken, verbesserte Koordinierung der Dienste auf Anbieterseite, vermehrte Öffentlichkeitsarbeit - Infobroschüren zur Auslage z.B. bei Ärzten oder in Apotheken. Es sollten eine regional abgestimmte Angebotspalette und zentrale Informationsstellen für Hilfsangebote bestehen. Ferner sollten Ärzte als Vermittler fungieren [41]. Zur Verbesserung der Qualität und zur Steigerung der Nachfrage plädiert das dip für eine intensivere Werbung durch Pflegekassen und Anbieter, ferner für die Eingliederung der Pflegekurse in ein Gesamtkonzept von Hilfeangeboten sowie für Case-Management und aufsuchende Hilfen [43].

Die *Ergebnisqualität* beim Pflegekurs ist bei den befragten Anbietern und Experten mit lediglich Einzeläußerungen zum Ergebnis „Entlastung der Angehörigen" eine vernachlässigte Qualitätsdimension. Die Ausrichtung vieler empirischer Studien richtet sich auf unterschiedliche Formen psychosozialer Intervention, von denen der Pflegekurs nur ein Element ist. Hierbei lässt sich bei den Effekten ein Spektrum von Belastungsreduktion, Steigerung der Kompetenz durch Schulung von Fertigkeiten bis hin zur Reduktion emotionalen Stresses erkennen [37, 47, 89].

4.2 Vergleich der gemeinsamen und unterschiedlichen Qualitätsargumente von Anbietern und Experten getrennt nach Angeboten

Die Gemeinsamkeiten zwischen Anbietern und Experten bei den Qualitätskriterien der **Angehörigenberatung** beruhen auf der Qualifikation der Mitarbeiterinnen und

Mitarbeiter, Kompetenz in der Gesprächsführung und festen Sprechzeiten. Unterschiede treten wie folgt auf: Von den Anbietern wird auf ausreichend Beratungszeit Wert gelegt und ferner auf die Erhöhung der Bereitschaft der Angehörigen, Hilfen in Anspruch zu nehmen. Spezielle Kenntnisse des regionalen Versorgungssystems, spezifische Kenntnisse über Demenzerkrankungen und gute Erreichbarkeit wird von den Experten als wichtig erachtet.

Gemeinsamkeiten zwischen Anbietern und Experten sind bei der **Angehörigengruppe** festzustellen in Hinblick auf Information im Allgemeinen, bei Austausch, Offenheit der Teilnehmenden, bei emotionaler Stärkung und Minderung sozialer Isolation. Während die Anbieter Vertrautheit und Verständnis, Entlastung und Regelmäßigkeit der Gruppentreffen für bedeutsam halten, betonen die Experten Offenheit für neue Mitglieder, parallele Betreuungsgruppen, zentrale Lage des Angebots sowie Verbesserung des Umgangs mit Demenzkranken.

Bei der **Hauswirtschaftlichen Hilfe** liegen die Gemeinsamkeiten zwischen Anbietern und Experten beim Eingehen auf die individuellen Bedürfnisse/Wünsche von Demenzkranken, qualifizierten Mitarbeiterinnen bzw. Mitarbeitern insbesondere mit hauswirtschaftlichem Fachwissen, der Kontinuität der hauswirtschaftlichen Kraft, dem Einbeziehen Demenzkranker in die Tätigkeiten und der Absprache mit Angehörigen. Unterschiede zwischen Anbietern und Experten betreffen seitens der Anbieter das Verständnis für die Demenzkranken, zum Thema Demenz geschultes Personal, sorgfältige und verlässliche Durchführung der Tätigkeit. Dagegen betonen die Experten die Bezahlbarkeit des Angebots.

Sowohl Anbieter als auch Experten legen beim **Betreuungsdienst** Wert auf qualifizierte Betreuerinnen bzw. Betreuer (incl. Kenntnisse über Demenzerkrankungen), das Eingehen auf individuelle Bedürfnisse/Wünsche des Demenzkranken, das Vorhandensein einer fachlichen Leitungsperson und die Kooperation mit Angehörigen. Unterschiede bestehen hinsichtlich der zeitlichen Flexibilität der Betreuung, welche von den Anbietern favorisiert wird. Die Experten plädieren dagegen für eine Kontinuität der Bezugsperson, geringe Kosten des Dienstes und Termintreue der Helfenden.

Bei dem Angebot „**Pflegekurs**" gehen die Qualitätsargumente von Anbietern und Experten stark auseinander. Anbieter sprechen sich in erster Linie für eine flexible Kursgestaltung orientiert an den Anliegen der Besucher, qualifizierte Kursleiterinnen bzw. -leiter sowie alltags- und praxisnahe Kursinhalte aus. Im Gegensatz dazu ist den Experten die psychosoziale Pflege, d. h. das Erlernen des Umgangs mit Demenzkranken wichtig.

4.3 Vergleich der Qualitätskriterien über alle fünf Angebote hinweg getrennt nach Anbietern und Experten

Eine Betrachtung der Qualitätskriterien über die fünf Angebote hinweg ergibt bei den Anbietern, dass das Qualitätskriterium der qualifizierten Mitarbeiterinnen bzw. Mitarbeiter bei der Angehörigenberatung, der Hauswirtschaftlichen Hilfe, dem Betreuungsdienst und dem Pflegekurs eine zentrale Rolle spielt. Bei der Angehörigenberatung und den Angehörigengruppen ist die Informationsweitergabe ein weiteres wichtiges Kriterium. Das Eingehen auf individuelle Bedürfnisse des Demenzkranken und die Kenntnisse über Demenzerkrankungen ist bei der Hauswirtschaftlichen Hilfe und dem Betreuungsdienst ein bedeutsamer Aspekt.

Bei der Betrachtung aller Angebote bei den Experten wird deutlich, dass von diesen spezielle Kenntnisse über Demenzerkrankungen bei der Angehörigenberatung, dem Betreuungsdienst und dem Pflegekurs als notwendig eingestuft werden. Bei Angehörigengruppen und Betreuungsdienst wird für eine fachliche Begleitung plädiert. Die Bedeutung des Umgangs mit Demenzkranken wird bei Betreuungsdienst und Pflegekurs hervorgehoben. Das individuelle Eingehen auf die Bedürfnisse und Wünsche der Demenzkranken wird bei der Hauswirtschaftlichen Hilfe und dem Betreuungsdienst akzentuiert.

4.4 Diskussion von Struktur-, Prozess- und Ergebnisqualität im Vergleich von Experten und Anbietern

Die Experten konzentrieren sich bei allen Angeboten mit Ausnahme des Pflegekurses schwerpunktmäßig auf die Strukturqualität. Bei den Anbietern tritt die Prozessqualität - Angehörigenberatung und Betreuungsdienst ausgenommen - stärker hervor als die Strukturqualität. Insgesamt werden sowohl von Anbietern als auch Experten wenige Argumente zur Ergebnisqualität genannt.

4.5 Rückschlüsse auf das Modell der „Struktur-, Prozess- und Ergebnisqualität"

Die vorliegende Studie ergab, dass im Rahmen der Strukturqualität das Qualitätskriterium qualifizierter Mitarbeiterinnen und Mitarbeiter, entsprechend der gesetzlichen Anforderungen durch das SGB XI, stark im Vordergrund steht. Ein weiteres dominantes Qualitätsmerkmal sind spezielle Kenntnisse über Demenzerkrankungen, die in den länderspezifisch formulierten Standards der Schulungen ebenso gefordert werden [52, 92]. Nachfolgend werden ferner die Kriterien der guten Erreichbarkeit, Regelmäßigkeit, feste Angebotszeiten und Bezahlbarkeit genannt.

Bei der Prozessqualität steht Information bzw. Informationsaustausch im Zentrum. Hier schließt sich ein Plädoyer für das Einbeziehen des Demenzkranken und das Eingehen auf dessen Bedürfnisse, wie dies auch von der Aktion Psychisch Kranke e.V. gefordert wird, an [115].

Bei der Ergebnisqualität sticht als Zielsetzung lediglich die Entlastung der Angehörigen hervor. Den gesundheitspolitischen Zielen der WHO, der Weltpsychiatrievereinigung, der Sozialen Pflegeversicherung und der Aktion Psychisch Kranke e.V. nach einem unterstützenden Umfeld für Demenzkranke sowie einem selbständigen und selbstbestimmten Leben [9, 70, 115] wird durch das Fehlen einer Zieldefinition für Demenzkranke nicht Rechnung getragen. Eine bessere Etablierung des Angebots - einschließlich Verbesserung der Koordination und Kooperation mit anderen Diensten - und eine verstärkte Öffentlichkeitsarbeit zur Erhöhung der Inanspruchnahme der Dienste, die insbesondere vom dip angestrebt wird [41, 42] und Teil der Basiskonzeptionen einzelner Dienstleister ist [16, 73], wird nur zögerlich als angebotsspezifisches Ziel aufgeführt. Eine Beteiligung der Mitarbeiterinnen und Mitarbeiter, wie vom Deutschen Institut für Normung e.V. gefordert [38], wird nicht aufgegriffen, denn mitarbeiterbezogene Ziele fehlen insgesamt. Doch sind es ja die Mitarbeitenden, welche die Dienstleistungen erbringen und deren Qualität „erzeugen". Um ihre Motivation zu erhalten oder zu verbessern, müssten ihre Interessen stärker beachtet werden. Die Ergebnisqualität wird also von Anbietern und Experten in ihrer Argumentation eher vernachlässigt. Auch die Aktion Psychisch Kranke e.V. mahnt an, dass es durch das Pflegeleistungs-Ergänzungsgesetz nicht gelungen ist, die Ergebnisqualität bei der Leistungserbringung in den Vordergrund zu stellen [115]. Die Definition der Ergebnisqualität ist jedoch Voraussetzung, um die Qualität von Dienstleistungen erst in ihrer Effektivität überprüfbar zu machen. Ohne Bestimmung eines Ziels bleibt die Festlegung von Struktur- und Prozessqualität immer nur eine Etappe. Da die Dimension Ergebnisqualität nur rudimentär definiert wurde, ist davon auszugehen, dass die angehörigenunterstützenden Dienste ihre Qualitätsziele in dieser Richtung deutlich verbessern müssen.

4.6 Diskussion der Studienergebnisse im Zusammenhang mit der Qualitätssicherung im Gesundheitswesen

Klar erkennbar ist (siehe Punkt 1.1.5), dass die einzelnen Angebote zwar ihre gesetzliche Grundlage im SGB XI haben, aber dass die Ausgestaltung auf Länderebene nur teilweise vorhanden ist, und diese dann meist nicht über die Empfehlungen der Spitzenverbände der Pflegekassen und des Verbandes der privaten Krankenversicherung e.V. hinausgeht. Der Schwerpunkt in den Empfehlungen und in den darauf aufbauenden Länderverordnungen liegt auf dem Qualitätsmerkmal Schulung der Helferinnen und Helfer in den Betreuungsdiensten. Dieser Schulungsschwerpunkt auf Bundes- und Länderebene spielt sich in den Studienergebnissen durch das starke Hervortreten der Strukturqualität (und hier des Qualifizierungsaspektes) aber nicht nur beim Betreuungsdienst sondern bei allen Angeboten wider.

4.7 Diskussion der Methodik

Die Limitationen der vorliegenden Studie liegen in der geringen Fallzahl, die auf den qualitativen Charakter der Studie zurückzuführen ist, und der Form der Stichprobengewinnung, die eine Quota- und keine Zufallsstichprobe darstellt. Zudem ist in qualitativen Interviews die Anzahl der möglichen Fragen erheblich begrenzt, da diese Form der Datenerhebung mehr Zeit als die Fragebogentechnik beansprucht.

Die Stärken der Studie liegen in der gültigeren Erfassung der Realität, da die interviewten Personen Inhalte frei äußern konnten. Sowohl neue Ideen als auch Begründungen und Hintergründe können eruiert werden. Die Antwortmöglichkeiten sind nicht begrenzt. Zur Beantwortung der Fragestellung lag kein valider Fragebogen vor, welcher hätte verwendet werden können.

4.8 Fazit und Ausblick

Die Studienergebnisse geben einen querschnittlichen Überblick über die aktuellen Qualitätsvorstellungen von Experten und Anbietern. Zur Optimierung der Qualität einer Angehörigenberatung sind die Qualifikation der Mitarbeitenden und deren Kompetenz in der Gesprächsführung sicherzustellen. Der Dienst sollte feste Sprechzeiten einrichten. Die Qualität einer Angehörigengruppe liegt in der geeigneten Informationsqualität und -menge sowie im Austausch und der Offenheit der Teilnehmenden. Die Angehörigen sollten eine emotionale Stärkung und eine Minderung ihrer sozialen Isolation erfahren. Soll die Zufriedenheit mit der Hauswirtschaftlichen Hilfe optimiert werden, geht es darum, qualifiziertes Personal mit hauswirtschaftlichem Fachwissen einzusetzen. Dieses sollte in Absprache mit den Angehörigen die Arbeit sorgfältig und verlässlich ausführen und auch den Demenzkranken in angemessener Weise in die Tätigkeiten mit einbeziehen. Um die Qualität eines Betreuungsdienstes zu gewährleisten, ist die Begleitung durch eine fachliche Leitung, die Qualifikation der Helfenden, insbesondere im Hinblick auf das Krankheitsbild Demenz, und deren Kooperation mit Angehörigen sicher zu stellen. Um ein hohes Qualitätsniveau des Pflegekurses zu erreichen, ist auf eine flexible Kursgestaltung, die auf individuelle Bedürfnisse der Teilnehmenden eingeht, allgemeine Qualifizierung der Kursleiterinnen bzw. -leiter und das Lehren des Umgangs mit Demenzkranken (psychosoziale Pflege) zu achten.

Auf der Ebene von Verordnungen in den Ländern ist erkennbar, dass zu wenig normativer Anspruch an die Qualität der Angebote besteht. Dies wirkt sich auf die Qualitätsentwicklung der Dienste aus. Aufgrund der Ergebnisse der Studie ist davon auszugehen, dass die Qualität der Dienste grundsätzlich noch gesteigert werden kann. Daher besteht weiterhin Forschungsbedarf hinsichtlich der Qualitätsentwicklung im Verlauf, der Häufigkeit und regionalen Verteilung der Angebote und deren Inanspruchnahme in der häuslichen Versorgung von Demenzkranken. Aus den Ergebnissen werden sich Strategien ableiten lassen, die die weitere Etablierung angehörigenentlastender Dienste fördern. Sie tragen damit bei zu einer konstruktiven Lösung in der aktiven Auseinandersetzung mit einem Prozess der wachsenden Überforderung von pflegenden Angehörigen von Demenzerkrankten bei gleichzeitigem Anstieg der Betroffenenanzahl weltweit.

Literaturverzeichnis

[1] Deutsche Gesellschaft für Krankenhaushygiene - Sektion Hygiene in der ambulanten und stationären Kranken- und Altenpflege/Rehabilitation. Maßnahmenplan für MRSA in Gesundheitseinrichtungen; 07/2009 1-14.
[2] Deutsche Gesellschaft für Krankenhaushygiene - Sektion Pflege. Kleidung und Schutzausrüstung für Pflegeberufe aus hygienischer Sicht; 6.10.2004 1-9.
[3] Empfehlungen der Spitzenverbände der Pflegekassen und des Verbandes der privaten Krankenversicherung e.V. zur Förderung von niedrigschwelligen Betreuungsangeboten sowie Modellvorhaben zur Erprobung neuer Versorgungskonzepte und Versorgungsstrukturen nach § 45c Abs. 6 SGB XI vom 24.07.2002
http://www.carehelix.de/_!x/news/spik/empfehlungen/045c_empf.pdf (letzter Zugriff am 27.03.2010).
[4] Infektionsschutzgesetz (IfSG) (2000) Gesetz zur Verhütung von Infektionskrankheiten beim Menschen; verkündet im BGBl. I Nr. 33 vom 20.07. 2000, S. 1045-1077.
[5] Konzeption der Angehörigenberatung e.V. Nürnberg: Fachstelle für pflegende Angehörige und Demenzberatung http://www.angehoerigenberatung-nbg.de/uploads/media/Konzeption_Angehoerigenberatung.pdf (letzter Zugriff am 27.03.2010).
[6] Landesverordnung zur Durchführung des Pflegeleistungs-Ergänzungsgesetzes (PflEGVO), verkündet im Gesetz- und Verordnungsblatt des Landes Schleswig-Holstein (GVOBI, 2003, S.50) vom 20.02.2003.
[7] Rahmen-Hygieneplan für ambulante Pflegedienste vom Länder-Arbeitskreis Sachsen-Anhalt, Brandenburg, Mecklenburg-Vorpommern zur Erstellung von Hygieneplänen nach § 36 IfSG vom 05/2003 1-23.
[8] Richtlinien des GKV-Spitzenverbandes über die Prüfung der in Pflegeeinrichtungen erbrachten Leistungen und deren Qualität nach § 114 SGB XI (Qualitätsprüfungs-Richtlinien - OPR) vom 11.06.2009 in der Fassung vom 30.06.2009.
[9] Sozialgesetzbuch (SGB) - Elftes Buch (XI) - Soziale Pflegeversicherung (Artikel 1 des Gesetzes vom 26.05.1994, BGBl. I S. 1014), letzte Änderung vom 30.07.2009 (BGBl. I S. 2495).
[10] Thüringer Verordnung über die Anerkennung und Förderung niedrigschwelliger Betreuungsangebote sowie die Förderung von Modellvorhaben nach § 45b Abs.3 und § 45c Abs. 6 des Elften Sozialgesetzbuches (THBtAngVO) vom 20.10.2009 http://beck-online.beck.de/?bcid=Y-100-G-THBtAngVO (letzter Zugriff am 05.12.2009).
[11] Verordnung der Landesregierung über die Anerkennung der niedrigschwelligen Betreuungsangebote nach § 45b Abs. 3 SGB XI (BtAngVO), verkündet im Gesetzblatt des Landes Baden-Württemberg (GBl.S.217) vom 11.06.2002, zuletzt geändert durch Art. 1 ÄndVO vom 08.04.2003.
[12] Verordnung über die Anerkennung von niedrigschwelligen Betreuungsangeboten nach § 45b des Elften Buches Sozialgesetzgebung - Soziale Pflegeversicherung (AnerkV SGB XI), verkündet im Gesetz- und Verordnungsblatt für das Land Brandenburg (GVBl. II/02) Nr. 29 vom 13.11.2002, geändert durch Artikel 1 der Verordnung vom 16.06.2009 (GVBl.II /09) Nr. 19, S. 330.

[13] Verordnung über niedrigschwellige Hilfe- und Betreuungsangebote für Pflegebedürftige (HBPfVO), verkündet im Gesetz- und Verordnungsblatt Nordrhein-Westfalen (GV.NRW.S.432) vom 22.07.2003.

[14] Verordnung zur Ausführung des Elften Buchs Sozialgesetzgebung (SGB XI) Soziale Pflegeversicherung (AVPflegeVG), verkündet im Gesetz- und Verordnungsblatt des Landes Bayern (GVBl 1995, S. 3) vom 10.01.1995, zuletzt geändert am 05.12.2006 (GVBl 2006, S. 1041).

[15] Arango-Lasprilla JC, Moreno A, Rogers H, Francis K. (2009) The effect of dementia patient's physical, cognitive, and emotional/ behavioral problems on caregiver well-being: findings from a Spanish-speaking sample from Colombia, South America. AJADD. 24(5):384-395.

[16] BAGA (Bundesarbeitsgemeinschaft Alten- und Angehörigenberatung e.V.). Qualitätsstandards. Standards psychosozialer Beratung von alten Menschen und Angehörigen http://www.baga.de/standard1.htm (letzter Zugriff am 03.09.2009) 2009.

[17] Bickel H. Epidemiologie psychischer Erkrankungen im Alter. In: Förstl H, (Hrgb). Lehrbuch der Gerontopsychiatrie. 2. Aufl. Thieme, Stuttgart, 2003:11-26.

[18] Borgetto B. (2004) Gruppen geben Kraft zum Leben. G+G. 7(4):20-21.

[19] Bower F, McCullough C, Pille B. (2002) Synthesis of research findings regarding Alzheimer´s disease: part IV, Education of family and staff caregivers. Online Knowl Synth Nurs. 6(9):6.

[20] Brännström B, Tibblin A, Löwenborg C. (2000) Counseling groups for spouses of elderly demented patients: A qualitative evaluation study. IJNP. 6:183-191.

[21] Brodaty H, Green A, Koschera A. (2003) Meta-analysis of psychosocial interventions for caregivers of people with dementia. J Am Geriatr Soc. 51(5):657-664.

[22] Brodaty H, Thomson C, Thompson C, Fine M. (2005) Why caregivers of people with dementia and memory loss don't use services. Int J Geriatr Psychiatry. 20(6):537-546.

[23] Bruen W, Howe A. (2009) Respite care for people living with dementia: "It's more than just a short break". Alzheimer's Australia. 17:1-10.

[24] Bundesministerium für Familie, Senioren, Frauen, Jugend. Dritter Bericht der älteren Generation in der Bundesrepublik Deutschland: Alter und Gesellschaft und Stellungnahme der Bundesregierung. Berlin: BMFSFJ; 2000 1-314.

[25] Bundesministerium für Familie, Senioren, Frauen, Jugend. Fünfter Bericht zur Lage der älteren Generation der Bundesrepublik Deutschland. Berlin: BMFSFJ; 2006 1-526.

[26] Bundesministerium für Familie, Senioren, Frauen, Jugend. Vierter Bericht zur Lage der älteren Generation in der Bundesrepublik Deutschland: Risiken, Lebensqualität und Versorgung Hochaltriger - unter besonderer Berücksichtigung demenzieller Erkrankungen. Berlin BMFSFJ; 2002 1-413.

[27] Carretero S, Garces J, Rodenas F. (2007) Evaluation of the home help service and its impact on the informal caregiver's burden of dependent elders. Int J Geriatr Psychiatry. 22(8):738-749.

[28] Chan J. (2007) Carers' perspective on respite for persons with acquired brain injury. Int J Rehabil Res. 30(2):137-146.

[29] Charlesworth G, Shepstone L, Wilson E, Reynolds S, Mugford M, Price D, Harvey I, Poland F. (2008) Befriending carers of people with dementia: randomised controlled trial. BMJ. 336(7656):1295-1297.

[30] Chee Y, Gitlin L, Dennis M, Hauck W. (2007) Predictors of adherence to a skill-building intervention in dementia caregivers. J Gerontol. 62A(6):673-678.
[31] Chow T, Ross L, Fox P, Cummings J, Lin K-M. (2000) Utilization of Alzheimer's disease community resources by Asian-Americans in California. Int J Geriatr Psychiatry. 15:838-847.
[32] Clyburn L, Stones M, Hadjistavropoulos T, Tuokko H. (2000) Predicting caregiver burden and depression in Alzheimer's disease. J Gerontol. 55B(1):2-13.
[33] Coleman P. (1997) The use of support groups in an adult day health center. J Gerontol Nurs. 23(11):41-43.
[34] Cuijpers P, Hosman C, Munnichs J. (1996) Change mechanisms of support groups for caregivers of dementia patients. Int Psychogeriatr. 8(4):575-587.
[35] Davis L, Weaver M, Habermann B. (2006) Differential attrition in a caregiver skill training trial. RINAH. 29:498-506.
[36] dello Buono M, Busato R, Mazzetto M, Paccagnella B, Aleotti F, Zanetti O, Bianchetti A, Trabucchi M, de Leo D. (1999) Community care for patients with Alzheimer's disease and non-demented elderly people: Use and satisfaction with services and unmet needs in family caregivers. Int J Geriatr Psychiatry. 14(11):915-924.
[37] Diekmann J. (2006) Didaktik macht's: Kursleiter besser ausbilden. Forum Sozialstation. 141:40-41.
[38] DIN. Qualitätsmanagement -Verfahren. 5. Aufl. Beuth Verlag. Berlin. 2004.
[39] Donabedian A. (1966) Evaluating the quality of medical care. The Milbank Memorial Fund Quarterly. 44(3):166-206.
[40] Donath C, Luttenberger K, Gräßel E. (2009) Pflegekurs - Prädiktoren der Inanspruchnahme und Qualitätserwartungen aus Sicht pflegender Angehöriger eines Demenzpatienten. Gesundheitswesen. 71:291-292.
[41] Dörpinghaus S. (2006) Evaluation von Pflegekursen: Stärken und Herausforderungen. Pflege & Gesellschaft. 11(3):223-240.
[42] Dörpinghaus S. (2006) Pflegekurse für Angehörige: Nicht nur eine fachliche Stütze. Pflegen Ambulant. 17(5):32-35.
[43] Dörpinghaus S, Weidner F, (Hrgb). Pflegekurse im Blickpunkt. Strukturen - Konzepte - Erfahrungen. Hannover Schlütersche Verlagsgesellschaft mbH & Co. KG 2006:295 Seiten.
[44] Engel S. Angehörigenberatung — Verbesserung der Situation pflegender Angehöriger als ein zentrales Arbeitsfeld der Gerontopsychologie. In: Oswald WD, Gatterer G, Fleischmann UM, (Hrgb). Gerontopsychologie. 2. Aufl. Springer Vienna 2008:195 - 212.
[45] Fairbairn A, Gould N, Kendall T. Dementia: Supporting people with dementia and their carers in health and social care. London: National Institute for Health and Clinical Excellence, Social Care Institute for Excellence; 2006 1-56.
[46] Farcnik K, Persyko M. (2002) Assessment, measures and approaches to easing caregiver burden in Alzheimer´s disease. Drugs Aging. 19(3):203-215.
[47] Farran C, Gilley D, McCann J, Bienias J, Lindeman D, Evans D. (2007) Efficacy of behavioral interventions for dementia caregivers. West J Nurs Res. 29(9):944-959.
[48] Farran C, Loukissa D, Perraud S, Paun O. (2004) Alzheimer's disease caregiving information and skills. Part II: Family caregiver issues and concerns. RINAH. 27:40-51.
[49] Ferri C, Prince M, Brayne C, Brodaty H, Fratiglioni L, Ganguli M, Hall K, Hasegawa K, Hendrie H, Huang Y, Jorm A, Mathers C, Menezes P, Rimmer E,

[50] Scazufca M. (2005) Global prevalence of dementia: a Delphi consensus study. J Lancet. 366:2112-2117.
[50] Förstl H, (Hrgb). Demenzen in Theorie und Praxis. 2. Aufl. Heidelberg: Springer Medizin Verlag 2009:514 Seiten.
[51] Förstl H, Geiger-Kabisch C. (1995) "Alzheimer Angehörigengruppe": Eine systematische Erhebung von Bedürfnissen und Erfahrungen pflegender Angehöriger. Psychiatr Prax. 22:68-71.
[52] Fringer A. (2009) Anforderungen an die Schulung ehrenamtlicher Helfer im Bereich der Angehörigenpflege. Pflegewissenschaft. 11(7-8):431-440.
[53] Gallagher-Thompson D, Coon D. (2007) Evidence-based psychological treatments for distress in family caregivers of older adults. Psychol Aging. 22(1):37-51.
[54] Gerlinger T, Röber M, (Hrgb). Die Pflegeversicherung. 1. Aufl. Bern: Verlag Hans Huber 2009:168 Seiten.
[55] Gill C, Hinrichsen G, DiGiuseppe R. (1998) Factors associated with formal service use by family members of patients with dementia. J Appl Gerontol. 17(1):38-52.
[56] Goodman S. (1991) Patterns of participation in support groups for dementia caregivers. Clin Gerontol. 10(4):23-34.
[57] Gräßel E. (2001) Angehörigenberatung bei Demenz: Bedarf, Ausgestaltung, Auswirkung. TuP. 52(6):215-220.
[58] Gräßel E, (Hrgb). Belastung und gesundheitliche Situation der Pflegenden. Querschnittuntersuchung zur häuslichen Pflege bei chronischem Hilfs- oder Pflegebedarf im Alter. 2. Aufl. Egelsbach, Frankfurt am Main, Washington: Hänsel-Hohenhausen 1998:129 Seiten.
[59] Gräßel E. Demenz - eine Herausforderung an die Leistungsfähigkeit des Gesundheitswesens. Habilitationsschrift der Medizinischen Fakultät der Friedrich-Alexander-Universität Erlangen-Nürnberg; 2002:66 Seiten.
[60] Gräßel E. (1998) Häusliche Pflege dementiell und nicht dementiell Erkrankter Teil I: Inanspruchnahme professioneller Pflegehilfe. Z Gerontol Geriatr. 31(1):52-56.
[61] Gräßel E. (1998) Häusliche Pflege dementiell und nicht dementiell Erkrankter Teil II: Gesundheit und Belastung der Pflegenden. Z Gerontol Geriatr. 31(1):57-62.
[62] Gräßel E. (1996) Körperbeschwerden und Belastung pflegender Familienangehöriger bei häuslicher Pflege eines über längere Zeit hilfsbedürftigen Menschen. PPmP. 46:189-193.
[63] Gräßel E. Subjektive Belastung und deren Auswirkungen bei betreuenden Angehörigen eines Demenzkranken - Notwendigkeit zur Entlastung. In: Stoppe G, Stiens G, (Hrgb). Niederschwellige Betreuung von Demenzkranken. 1. Aufl. Kohlhammer, Stuttgart, 2009:42-47.
[64] Gräßel E, Donath C, Kunz S, P. M, Holle R. Versorgungsforschung bei Demenz im Projekt IDA: Vermittlung von angehörigenbezogenen Angeboten durch Hausärzte. In: Stoppe G, (Hrgb). Die Versorgungsforschung psychisch kranker alter Menschen: Bestandsaufnahme und Herausforderung für die Versorgungsforschung. 1. Aufl. Deutscher Ärzte-Verlag, Köln, 2010 (im Druck).
[65] Gräßel E, Luttenberger K, Bleich S, Adabbo R, Donath C. (2010) Home nursing and home help for dementia patients: predictors for utilization and expected quality from a family caregiver's point of view. Arch Gerontol Geriatr.

[66] Gräßel E, Luttenberger K, Römer H, Donath C. (2010) Ehrenamtlicher Betreuungsdienst bei Demenz - Prädiktoren der Inanspruchnahme und Qualitätserwartungen aus Sicht pflegender Angehöriger. Fortschr Neurol Psychiatr. 78:1-6.

[67] Gräßel E, Schirmer B. (2006) Freiwillige Helferinnen und Helfer zur Entlastung der Angehörigen demenzkranker Menschen. Z Gerontol Geriatr. 39(3):217-226.

[68] Gräßel E, Wiltfang J, Kornhuber J. (2003) Non-drug therapies for dementia: an overview of the current situation with regard to proof of effectiveness. Dement Geriatr Cogn Disord. 15(3):115-125.

[69] Gröning K. (2007) Die Beratung von pflegenden Angehörigen. Dr Med Mabuse 167:39-41.

[70] Gutzmann H. Verständnis als Voraussetzung von Handeln - Die aktuelle Versorgungssituation der Demenzkranken in Deutschland. In: Aktion Psychisch Kranke e.V., (Hrgb). Psychisch kranke alte und demente Menschen. 2. Aufl. Bonn, 2009:35-43.

[71] Hallauer J. Epidemiologie für Deutschland mit Prognose. Weißbuch Demenz. 1. Aufl. Thieme, Stuttgart, 2002:15-17.

[72] Hallauer J, Schons M, Smala A, Berger K. (2000) Untersuchung von Krankheitskosten bei Patienten mit Alzheimer-Erkrankung in Deutschland. Gesundheitsökonomie & Qualitätsmanagement. 5:73-79.

[73] Hipp S. Häusliche Betreuungsdienste für Menschen mit Demenz (einschließlich HelferInnenkreise) http://www.alzheimer-bw.de/cms/_data/BASISKONZEPTION_HBD-mit_Logo-070328-hi.pdf (letzter Zugriff am 16.09.2009).

[74] Hirsch R, Holler G, Reichwaldt W, Gervink T. Leitfaden für die ambulante und teilstationäre gerontopsychiatrische Versorgung. Schriftenreihe des BMG 1999:129-138.

[75] Hofmann R. (2007) Beratung in der Pflege - Grundannahmen und Prinzipien. Heilberufe 59(2):60-63.

[76] Jansen S. (2005) Die Situation der Demenzkranken und ihrer Angehörigen. Nervenheilkunde 24(6):507-510.

[77] Jansen S. (2007) Fünf Jahre Alzheimer-Telefon der Deutschen Alzheimer Gesellschaft. Nervenheilkunde. 26(8):685-689.

[78] Jansen S, Tschainer S, Gräßel E, (Hrgb). Angehörigengruppen für Demenzkranke in Deutschland. Berlin: Eigenverlag 1999:40 Seiten.

[79] Jeon Y, Brodaty H, Chesterson J. (2005) Respite care for caregivers and people with severe mental illness: Literature review. J Adv Nurs. 49(3):297-306.

[80] Jeon YH, Brodaty H, O'Neill C, Chesterson J. (2006) 'Give me a break' - respite care for older carers of mentally ill persons. Scand J Caring Sci. 20(4):417-426.

[81] Jost E, Voigt-Radloff S, Hüll M, Dykierek P, Schmidtke K. (2006) Fördergruppe für Demenzpatienten und Beratungsgruppe für Angehörige. Zeitschrift für Gerontopsychologie & -psychiatrie. 19(3):139-150.

[82] Kadushin G. (2004) Home health care utilization: a review of the research for social work. Health Soc Work. 29(3):219-244.

[83] Kaye L, Applegate J. (1993) Family support groups for male caregivers: Benefits of participation. JGSW. 20:167-185.

[84] Konrad U. (2004) Mobile Pflegeberatung. ÖPZ. 57(12):16-19.

[85] Kosloski K, Montgomery R. (1993) Perceptions of respite services as predictors of utilization. Res Aging. 15(4):399-413.
[86] Kruse A. Die Situation pflegebedürftiger Menschen in der Bundesrepublik Deutschland am Beispiel Demenz. Deutscher Ärztetag 2008; Ulm. 1-24.
[87] Kruse A, Gaber E, Heuft G, Oster P, Re S, Schulz-Nieswandt F, (Hrgb). Gesundheit im Alter. Berlin: Robert Koch-Institut 2007:27 Seiten.
[88] Kumamoto K, Arai Y, Zarit SH. (2006) Use of home care services effectively reduces feelings of burden among family caregivers of disabled elderly in Japan: preliminary results. Int J Geriatr Psychiatry. 21(2):163-170.
[89] Kuske B, Luck T, Hanns S, Matschinger H, Angermeyer MC, Behrens J, Riedel-Heller SG. (2009) Training in dementia care: a cluster-randomized controlled trial of a training program for nursing home staff in Germany. Int Psychogeriatr. 21(2):295-308.
[90] Lamura G, Mnich E, Wojszel B, Nolan M, Krevers B, Mestheneos L, Döhner H. (2006) Erfahrungen von pflegenden Angehörigen älterer Menschen in Europa bei der Inanspruchnahme von Unterstützungsleistungen: Ausgewählte Ergebnisse des Projektes EUROFAMCARE. Z Gerontol Geriatr. 39(6):429-442.
[91] Landesinitiative Demenz-Service, NRW. Beratung bei Demenz - Zur Notwendigkeit einer spezialisierten Fachberatung - Arbeitsgruppenergebnisse von Mitarbeitenden in Modellprojekten im Rahmen der Landesinitiative Demenz-Service Nordrhein-Westfalen: Landesinitiative Demenz-Service NRW; 2007 1-37.
[92] Lischka B. (2007) Demenzkranke Menschen begleiten - pflegende Angehörige entlasten: Was freiwillige Helferinnen und Helfer leisten, welche Unterstützung sie brauchen. Zeitschrift für Gerontopsychologie & -psychiatrie. 20(4):265-268.
[93] Lobo A, Launer L, Fratiglioni L, Andersen K, Di Carlo A, Breteler M, Copeland J, Dartigues J, Jagger C, Martinez-Lage J, Soininen H, Hofman A. (2000) Prevalence of dementia and major subtypes in Europe: A collaborative study of population-based cohorts. Neurology. 54(11):4-9.
[94] Loffing C. (2007) Der Kunde entscheidet über den Erfolg. Häusliche Pflege. 01:30-32.
[95] Mason A, Weatherly H, Spilsbury K, Arksey H, Golder S, Adamson J, Drummond M, Glendinning C. (2007) A systematic review of the effectiveness and cost-effectiveness of different models of community-based respite care for frail older people and their carers. Health Technol Assess. 11(15):24-39.
[96] Mayring P, (Hrgb). Einführung in die qualitative Sozialforschung. 2. Aufl. Weinheim: beltz 1993:132 Seiten.
[97] Monahan D, Greene V, Coleman P. (1992) Caregiver support groups: factors affecting use of service. Soc Work. 37(3):254-260.
[98] Montoro-Rodriguez J, Kosloski K, Montgomery R. (2003) Evaluating a practice-oriented service model to increase the use of respite services among minorities and rural caregivers. Gerontologist. 43(6):916-924.
[99] Morgan D, Semchuk K, Stewart N, D'Arcy C. (2002) Rural families caring for a relative with dementia: barriers to use of formal services. Soc Sci Med. 55:1129-1142.
[100] Müller-Schulz H. (2006) Wenn es dem Partner zu viel wird - Entlastungsangebote für pflegende Angehörige von Demenzkranken. Pflegen Ambulant. 17(5):6-10.

[101] Müller I, Mertin M, Beier J, Them C. (2008) Die häusliche Betreuung demenzkranker Menschen und ihre Auswirkungen auf pflegende Angehörige - eine Literaturübersicht. ÖPZ. 3:8-12.

[102] National Coordinating Centre. (2004) National Coordinating Centre for the Service Delivery and Organisation research programme. A proper break: effective respite services for carers of people with dementia. Carers 1-7.

[103] Neuhaus A, Isfort M, Wiedner F. Situation und Bedarfe von Familien mit mittel- und osteuropäischen Haushaltshilfen (moH). Köln: Deutsches Institut für angewandte Pflegeforschung e.V.; 2009 1-7.

[104] Niklewski G, (Hrgb). Demenz. Hilfe für Angehörige und Betroffene. 2. Aufl. Berlin: Stiftung Warentest 2009:320 Seiten.

[105] Pilgrim K. (1999) Beraten heißt mehr als informieren. Pflegen Ambulant. 10(5):33-35.

[106] Pilgrim K, Schirmer B, (Hrgb). Handbuch HelferInnenkreis. Freiwillige in der sozialen Betreuung demenzkranker Menschen. Nürnberg: Angehörigenberatung e.V. Nürnberg 2006:187 Seiten.

[107] Pinquart M, Sörensen S. (2006) Helping caregivers of persons with dementia: Which interventions work and how large are their effects? Int Psychogeriatr. 18(4):577-595.

[108] Prochaska JO, DiClemente CC, Norcross JC. (1992) In search of how people change. Applications to addictive behaviors. Am Psychol. 47(9):1102-1114.

[109] Riesner C. "...da sind wir dann nicht mehr hingegangen..." - Barrieren zur Nutzung von Beratung und anderen Serviceleistungen für Familien mit Demenz. Witten Herdecke: Dialogzentrum Demenz. Transfer-Wissenschaft-Praxis. Institut für Pflegewissenschaft. Universität Witten Herdecke; 2006 1-29.

[110] Rohn-Krombach M. (1992) Angehörige pflegen Angehörige. Pflegen Ambulant. 3(1):21-25.

[111] Rutow-Turski U, Rondthaler W, Rondthaler R. (1997) Die andere Seite einer psychischen Erkrankung. Psy Pflege. 3:43-46.

[112] Sauer P. Fünf Jahre niedrigschwellige Angebote - eine sozialpolitische Bewertung. In: Sauer P, Wissmann P, (Hrgb). Niedrigschwellige Hilfen für Familien mit Demenz - Erfahrungen, Beispiele, Perspektiven. 1. Aufl. Mabuse Verlag, 2007:187-212.

[113] Schäufele M, Köhler L, Lode S, Weyerer S. (2007) Welche Faktoren sind mit subjektiver Belastung und Depressivität bei Pflegepersonen kognitiv beeinträchtigter älterer Menschen assoziiert? Zeitschrift für Gerontopsychologie & -psychiatrie. 20(4):197-210.

[114] Schäufele M, Köhler L, Teufel S, Weyerer S. Betreuung von demenziell erkrankten Menschen in Privathaushalten: Potenziale und Grenzen. In: Schneekloth U, Wahl H-W, (Hrgb). Selbständigkeit und Hilfebedarf bei älteren Menschen in Privathaushalten. 1. Aufl. Kohlhammer, Stuttgart, 2006:103-145.

[115] Schmidt-Zadel R, Kunze H, Krüger U, Pörksen N, Kunczik T, Weißleder B. Handlungsempfehlungen zur Organisation und Finanzierung von personenzentrierten Hilfen für psychisch kranke, alte und demente Menschen (PAD). Bonn; 2009 1-214.

[116] Schmidt T-A, Wolff B, (Hrgb). Handbuch - Niedrigschwellige Betreuungsangebote - Ein Baustein in der ambulanten gerontopsychiatrischen Versorgung. Hannover: Häusliche Pflege 2008:109 Seiten.

[117] Schmidt U, Schmidt-Zadel R, Kunze H, (Hrgb). Psychisch kranke alte und demente Menschen. Bonn: Psychiatrie Verlag 2009:247 Seiten.

[118] Schneekloth U, Wahl H-W. Möglichkeiten und Grenzen selbstständiger Lebensführung in Privathaushalten: Bundesministerium für Familie, Senioren, Frauen und Jugend; 2005 1-20.
[119] Schumacher K, Stewart B, Archbold P. (1998) Conceptualization and measurement of doing family caregiving well. JNS. 30(1):63-69.
[120] Selwood A, Johnston K, Katona C, Lyketsos C, Livingston G. (2007) Systematic review of the effect of psychological interventions on family caregivers of people with dementia. J Affect Disord. 101:75-89.
[121] Smits CH, de Lange J, Droes RM, Meiland F, Vernooij-Dassen M, Pot AM. (2007) Effects of combined intervention programmes for people with dementia living at home and their caregivers: a systematic review. Int J Geriatr Psychiatry. 22(12):1181-1193.
[122] Sörensen LV, Waldorff FB, Waldemar G. (2008) Early counselling and support for patients with mild Alzheimer's disease and their caregivers: a qualitative study on outcome. Aging Ment Health. 12(4):444-450.
[123] Sörensen S, Duberstein P, Gill D, Pinquart M. (2006) Dementia care: mental effects, intervention strategies, and clinical implications. Lancet Neurol. 5:961-973.
[124] Sörensen S, Pinquart M, Duberstein P. (2002) How effective are interventions with caregivers? An updated meta-analysis. Gerontologist. 42(3):356-372.
[125] Spitzer M. (2006) Geben ist seliger denn Nehmen: Ehrenamt und Gesundheit. Nervenheilkunde. 25:994-996.
[126] Statistisches Bundesamt (Hrgb). Gesundheit. Krankheitskosten 2002. Wiesbaden: Statistisches Bundesamt 2004:55 Seiten.
[127] Steinhöfel C. (2007) Pflege von Demenzkranken: Angehörige sind oft überfordert. Pflegen Ambulant. 18(4):23-25.
[128] Stoppe G, Geilfuss P. (2004) Entlastung der Angehörigen von Demenzkranken durch ehrenamtliche Helfer. Psychoneuro. 30(9):505-508.
[129] Terhürne G. (1992) Angehörigenberatung in der Sozialstation. Pflegen Ambulant. 3(6):3-7.
[130] Tews B. (2008) Pflegeberatung und -schulung: Kursteilnehmer sind sehr zufrieden. BPA-Magazin: Informationsmagazin des Bundesverbandes privater Anbieter sozialer Dienste eV. 1:10-13.
[131] Thompson C, Spilsbury K, Hall J, Birks Y, Barnes C, Adamson J. Systematic review of information and support interventions for caregivers of people with dementia. BMC Geriatr 2007:323.
[132] Toseland R, McCallion P, Gerber T, Banks S. (2002) Predictors of health and human services use by persons with dementia and their family caregivers. Soc Sci Med. 55(7):1255-1266.
[133] Toseland R, McCallion P, Gerber T, Dawson C, Gieryic S, Guilamo-Ramos V. (1999) Use of health and human services by community-residing people with dementia. Soc Work. 44(6):535-548.
[134] van Exel J, Morée M, Koopmanschap M, Schreuder Goedheijt T, Brouwer W. (2006) Respite care - an explorative study of demand and use in Dutch informal caregivers. Health Policy. 78(2-3):194-208.
[135] Vetter P, Steiner O, Kraus S, Moises H, Kropp P, Moller W, Koller O. (1998) Factors affecting the utilization of homecare supports by caregiving relatives of Alzheimer patients. Dement Geriatr Cogn Disord. 9(2):111-116.
[136] Wendt S. (2002) Neue Leistungen für die häusliche Pflege nach dem Pflegeleistungsergänzungsgesetz PflegeRecht. 6(9):307-313.

[137] Wenger G, Burholt V, Scott A. (1998) Dementia and help with household tasks: a comparison of cases and non-cases. Health & Place. 4(1):33-44.
[138] Weyerer S, Bickel H, (Hrgb). Epidemiologie psychischer Erkrankungen im höheren Lebensalter. Stuttgart: Kohlhammer 2007:293 Seiten.
[139] Weyerer S, Schäufele M. Herausforderung durch Demenzkrankheiten: Epidemiologische Versorgungssituation, psychosoziale und ökonomische Folgen. In: Stoppe G, Stiens G, (Hrgb). Niedrigschwellige Betreuung von Demenzkranken. 1. Aufl. Kohlhammer, Stuttgart, 2009:15-28.
[140] Whittier S, Scharlach A, Dal Santo T. (2005) Availability of caregiver support services: implications for implementation of the National Family Caregiver Support Program. J Aging Soc Pol. 17(1):45-62.
[141] Wilz G, Gunzelmann T, Adler C, Brähler E. (1998) Gruppenprogramm für pflegende Angehörige von Demenzkranken. GeroPsych. 11(2):97-106.
[142] Winslow B. (2003) Family caregivers' experiences with community services: A qualitative analysis. Public Health Nurs. 20(5):341-348.
[143] Wormstall H, Günthner A, Morawetz C, Schmidt W. (1996) Die deutschen Alzheimer-Angehörigengruppen. Nervenarzt. 67:751-756.
[144] Wormstall H, Schmidt W. (1997) Strukturwandel einer Alzheimer-Angehörigengruppe. Psychiatr Prax. 24:117-119.
[145] Zimber A, Weyerer S, (Hrgb). Arbeitsbelastung in der Altenpflege. Göttingen: Verlag für Angewandte Psychologie 1999:315 Seiten.

Abkürzungsverzeichnis

BAGA	Bundesarbeitsgemeinschaft Alten- und Angehörigenberatung e.V.
bpa	Bundesverband privater Anbieter sozialer Dienste e.V.
DIN	Deutsche Institut für Normung e.V.
dip	Deutsches Institut für angewandte Pflegeforschung e.V.
ICD-10	International Classification of Diseases
IDA	Initiative Demenzversorgung in der Allgemeinmedizin
IfSG	Infektionsschutzgesetz
MRSA	Methicillin-resistenter Staphylococcus aureus
PflEG	Pflegeleistungs-Ergänzungsgesetz
PflWG	Pflege-Weiterentwicklungsgesetz
SGB XI	Sozialgesetzbuch – Elftes Buch
WHO	Weltgesundheitsorganisation

Anhang

Instrumente:
- Interviewleitfaden „Angehörigenberatungsstelle"
- Interviewleitfaden „Angehörigen- /Selbsthilfegruppe"
- Interviewleitfaden „Hauswirtschaftliche Hilfe"
- Interviewleitfaden „Betreuungsdienst / Helferinnenkreis"
- Interviewleitfaden „Pflegekurs / Schulungskurs für Angehörige"
- Interviewleitfaden „Experte"

Interviewleitfaden „Angehörigenberatungsstelle"

Am Anfang unseres Gesprächs würde ich gerne etwas über Ihre Angehörigenberatungsstelle erfahren:

1. Wie lange gibt es die Angehörigenberatungsstelle schon? ....
   (Jahr)

2. Wie sieht Ihr Angebot aus?

a) Machen Sie auch Hausbesuche? ☐ ja ☐ nein
   Haben Sie feste Sprechzeiten? ☐ ja ☐ nein

3. Ihre Angehörigenberatungsstelle liegt in ....
   (Stadt oder Gemeinde)

4. Wie groß ist das Einzugsgebiet ungefähr? ....
   (Einwohnerzahl)

5. Welche Funktion haben Sie innerhalb der Angehörigenberatungsstelle?

   ....

Jeder, der ein Angebot für Demenzkranke oder für deren Angehörige bereit stellt, bemüht sich, dies so gut wie möglich zu tun. Ich wüsste gerne, was Sie hierbei für grundsätzlich wichtig halten und zwar **unabhängig davon, ob sie dieses Ziel be-**

reits umsetzen konnten oder nicht. (Diese Unabhängigkeit von der Verwirklichung ist uns besonders wichtig!)

6. Was macht Ihrer Meinung nach die **Qualität** einer Angehörigenberatungsstelle **grundsätzlich** aus?

   ....

   ....

   ....

Darf ich Ihnen zum Schluss noch zwei persönliche Fragen stellen:

7. Wie alt sind Sie? .... (Jahre)

8. Welche berufliche Qualifikation haben Sie?

   ....

9. Geschlecht: ☐ weiblich   ☐ männlich

Wenn Sie wollen, werden wir Sie über die Ergebnisse der Befragung informieren:

10. Sind Sie daran interessiert?: ☐ ja   ☐ nein

Vielen Dank für das Gespräch!

Interviewleitfaden „Angehörigen- / Selbsthilfegruppe"

Am Anfang unseres Gesprächs würde ich gerne etwas über Ihre Angehörigengruppe erfahren:

1. Wie lange gibt es Ihre Angehörigengruppe schon? .... (Jahr)

2. Wie sieht Ihr Angebot aus?

a) Wie viele Angehörige nehmen durchschnittlich an der Gruppe teil?

   .... (Anzahl)

b) Handelt es sich um eine geschlossene Gruppe oder können jederzeit neue Mitglieder aufgenommen werden?
   ☐ offene   ☐ geschlossene Gruppe

c) Nehmen an der Gruppe ausschließlich Angehörige eines Demenzkranken teil oder ist die Gruppe gemischt?

   ☐ nur Demenzangehörige   ☐ gemischte Gruppe

3. Ihre Angehörigengruppe liegt in ....
   (Stadt oder Gemeinde).

4. Wie groß ist das Einzugsgebiet ungefähr? ....
   (Einwohnerzahl)

5. Welche Funktion haben Sie innerhalb der Angehörigengruppe?

   ....

Jeder, der ein Angebot für Demenzkranke oder für deren Angehörige bereit stellt, bemüht sich, dies so gut wie möglich zu tun. Ich wüsste gerne, was Sie hierbei für grundsätzlich wichtig halten und **zwar unabhängig davon, ob sie dieses Ziel bereits umsetzen konnten oder nicht**. (Diese Unabhängigkeit von der Verwirklichung ist uns besonders wichtig!)

6. Was macht Ihrer Meinung nach die **Qualität** einer Angehörigengruppe **grundsätzlich** aus?

   ....

   ....

   ....

Darf ich Ihnen zum Schluss noch zwei persönliche Fragen stellen:

7. Wie alt sind Sie? .... (Jahre)

8. Welche berufliche Qualifikation haben Sie?

   ....

9. Geschlecht: ☐ weiblich ☐ männlich

Wenn Sie wollen, werden wir Sie über die Ergebnisse der Befragung informieren:

10. Sind Sie daran interessiert?: ☐ ja ☐ nein

Vielen Dank für das Gespräch!

Interviewleitfaden „Hauswirtschaftliche Hilfe"

Am Anfang unseres Gesprächs würde ich gerne etwas über Ihr Angebot der Hauswirtschaftlichen Hilfe erfahren:

1. Wie lange bieten Sie schon Hauswirtschaftliche Hilfe an? ....
   (Jahr)

2. Wie sieht Ihr Angebot aus?

a) Bei wie viel Personen leisten Ihre Mitarbeiterinnen und Mitarbeiter Hauswirtschaftliche Hilfe? .... (Anzahl). Wie viele davon sind an einer Demenz erkrankt? .... (%)

b) Wie viele Mitarbeiterinnen und Mitarbeiter stehen Ihnen dafür zur Verfügung? .... (Anzahl)

3. In welchem Bereich bieten Sie Hauswirtschaftliche Hilfe an?
   .... (Stadt oder Gemeinde).

4. Wie groß ist das Einzugsgebiet ungefähr? ....
   (Einwohnerzahl)

5. Welche Funktion üben Sie im Zusammenhang mit Hauswirtschaftlicher Hilfe aus?
   ....

Jeder, der ein Angebot für Demenzkranke oder für deren Angehörige bereit stellt, bemüht sich, dies so gut wie möglich zu tun. Ich wüsste gerne, was Sie hierbei für grundsätzlich wichtig halten und **zwar unabhängig davon, ob sie dieses Ziel bereits umsetzen konnten oder nicht.** (Diese Unabhängigkeit von der Verwirklichung ist uns besonders wichtig!)

6. Was macht Ihrer Meinung nach die **Qualität** einer Hauswirtschaftlichen Hilfe **grundsätzlich** aus?

....

....

....

Darf ich Ihnen zum Schluss noch zwei persönliche Fragen stellen:

7. Wie alt sind Sie? .... (Jahre)

8. Welche berufliche Qualifikation haben Sie?

....

9. Geschlecht: ☐ weiblich ☐ männlich

Wenn Sie wollen, werden wir Sie über die Ergebnisse der Befragung informieren:

10. Sind Sie daran interessiert?: ☐ ja ☐ nein

Vielen Dank für das Gespräch!

Interviewleitfaden „Betreuungsdienst / Helferinnenkreis"

Am Anfang unseres Gesprächs würde ich gerne etwas über Ihren Betreuungsdienst erfahren:

1. Wie lange gibt es den Betreuungsdienst schon? .... (Jahr)

2. Wie sieht das Angebot aus?

a) Wie viele Helferinnen / Helfer stehen Ihnen zur Verfügung? .... (Anzahl)

b) Sind die Helferinnen / Helfer speziell auf den Umgang mit Demenz kranken vorbereitet worden?   ☐ ja   ☐ nein
Falls ja, mit wie viel Stunden Vorbereitungskurs (à 45 Min.)? .... (Anzahl)

3. In welcher Region ist der Betreuungsdienst aktiv?

   .... (Stadt oder Gemeinde).

4. Wie groß ist das Einzugsgebiet ungefähr? .... (Einwohnerzahl)

5. Welche Funktion haben Sie bezogen auf den Betreuungsdienst?

   ....

Jeder, der ein Angebot für Demenzkranke oder für deren Angehörige bereit stellt, bemüht sich, dies so gut wie möglich zu tun. Ich wüsste gerne, was Sie hierbei für grundsätzlich wichtig halten und **zwar unabhängig davon, ob sie dieses Ziel bereits umsetzen konnten oder nicht**. (Diese Unabhängigkeit von der Verwirklichung ist uns besonders wichtig!)

6. Was macht Ihrer Meinung nach die **Qualität** eines Betreuungsdienstes **grundsätzlich** aus?

   ....

   ....

   ....

Darf ich Ihnen zum Schluss noch zwei persönliche Fragen stellen:

7. Wie alt sind Sie? .... (Jahre)

8. Welche berufliche Qualifikation haben Sie?

   ....

9. Geschlecht: ☐ weiblich ☐ männlich

Wenn Sie wollen, werden wir Sie über die Ergebnisse der Befragung informieren:

10. Sind Sie daran interessiert?: ☐ ja ☐ nein

Vielen Dank für das Gespräch!

Interviewleitfaden „Pflegekurs / Schulungskurs für Angehörige"

Am Anfang unseres Gesprächs würde ich gerne etwas über Ihre/n Pflegekurs/e erfahren:

1. Wie lange gibt es die Pflegekurse in dieser Form schon? ....
   (Jahr)

2. Wie sieht Ihr Angebot aus?

a) Wie viele Angehörige nehmen durchschnittlich an einem Kurs teil?
   ....

b) Wie viele Unterrichtseinheiten (à 45 Minuten) umfasst der Kurs?
   ....

3. Wo bieten Sie die Pflegekurse an? ....
   (Stadt oder Gemeinde).

4. Wie groß ist das Einzugsgebiet ungefähr? ....
   (Einwohnerzahl)

5. Welche Funktion haben Sie bezüglich der Pflegekurse?

   ....

Jeder, der ein Angebot für Demenzkranke oder für deren Angehörige bereit stellt, bemüht sich, dies so gut wie möglich zu tun. Ich wüsste gerne, was Sie hierbei für grundsätzlich wichtig halten und **zwar unabhängig davon, ob sie dieses Ziel bereits umsetzen konnten oder nicht**. (Diese Unabhängigkeit von der Verwirklichung ist uns besonders wichtig!)

6. Was macht Ihrer Meinung nach die **Qualität** eines Pflegekurses **grundsätzlich** aus?

   ....

   ....

   ....

Darf ich Ihnen zum Schluss noch zwei persönliche Fragen stellen:

7. Wie alt sind Sie? .... (Jahre)

8. Welche berufliche Qualifikation haben Sie?

   ....

9. Geschlecht: ☐ weiblich ☐ männlich

Wenn Sie wollen, werden wir Sie über die Ergebnisse der Befragung informieren:

10. Sind Sie daran interessiert?: ☐ ja ☐ nein

Vielen Dank für das Gespräch!

Region: .... Name: .... Nr.: ....

Interviewleitfaden „Experte"

Sie haben aufgrund Ihrer Tätigkeit einen großen Erfahrungshorizont zum Thema „Versorgung Demenzkranker und Entlastung pflegender Angehöriger".

Deshalb möchten wir in diesem Gespräch etwas über Ihre Sichtweise zur Qualität verschiedener Angebote wissen. Dabei bitten wir Sie, die verschieden Aspekte von Qualität, wie Struktur-, Prozess- und Ergebnisqualität, in Ihre Überlegungen einzubeziehen. Bitte berücksichtigen Sie auch, dass es uns **speziell** um Angebote **für Demenzkranke** bzw. für pflegende Angehörige von Demenzkranken geht!

1. Was macht aus Ihrer Sicht die **Qualität** einer **Angehörigenberatungsstelle** aus?

   ....

   ....

   ....

2. Was macht aus Ihrer Sicht die **Qualität** einer **Angehörigengruppe / Selbsthilfegruppe** aus?

   ....

   ....

   ....

3. Was macht aus Ihrer Sicht die **Qualität** eines **Pflegekurses** (Schulungskurses) für pflegende Angehörige eines Demenzkranken aus?

   ....

   ....

   ....

4. Was macht aus Ihrer Sicht die **Qualität** eines **Betreuungsdienstes** (stundenweise Betreuung eines Demenzkranken zu Hause durch Ehrenamtliche oder Zivildienstleistende) aus?

   ....

   ....

   ....

5. Was macht aus Ihrer Sicht die **Qualität** der **Hauswirtschaftlichen Hilfe** aus?

   ....

   ....

   ....

Zum Schluss habe ich noch ein paar Fragen, die Sie als Person betreffen:

6. In welcher „**Funktion**" sind Sie beruflich tätig?

   ....(Funktionsbezeichnung)

7. Seit wann sind Sie in dieser Funktion tätig?

   .... (Jahr)

   [Falls die Funktion kein Beruf ist:]

8. Welchen Beruf haben Sie erlernt bzw. welche Ausbildung haben Sie absolviert?

   ....(ursprünglicher Beruf bzw. Ausbildung)

9. Waren oder sind Sie persönlich mit dem Thema „Demenz" konfrontiert (z.B. wegen der Demenzerkrankung einer Ihnen nahestehenden Person oder als pflegender Angehöriger)?
   ☐ Ja   ☐ Nein

   [nicht erfragen, nur eintragen:]

10. Geschlecht: ☐ weiblich   ☐ männlich

    Wenn Sie wollen, werden wir Sie über die Ergebnisse der Befragung informieren.

11. Sind Sie daran interessiert?   ☐ Ja   ☐ Nein

    Vielen Dank für das Gespräch!

    Datum:

    _____

    Unterschrift der Interviewerin / des Interviewers

Danksagung

Herzlichen Dank an den Studienleiter Herr Professor Dr. med. Elmar Gräßel (Leiter des Bereichs Medizinische Psychologie und Medizinische Soziologie der Psychiatrischen Universitätsklinik Erlangen) für die Betreuung der Dissertation. Die vorliegende Arbeit ist Teil der mit dem Forschungsförderpreis 2002 der Deutschen Alzheimer Gesellschaft e.V. ausgezeichneten Studie „Anforderungen an die Qualität ambulanter und teilstationärer Hilfeangebote für Demenzkranke und ihre Angehörigen aus der Sicht der „Nutzer", der Anbieter und unabhängiger Experten". Für die Unterstützung bei der Durchführung der Studie danke ich Frau Heide Römer (Alzheimer Gesellschaft Dortmund e.V.), Frau Angelika Winkler (Alzheimer Gesellschaft Brandenburg e.V.), Frau Angelika Trilling (Stadt Kassel, Sozialamt, Referat für Altenarbeit) und den Interviewpartnern.

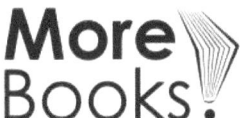
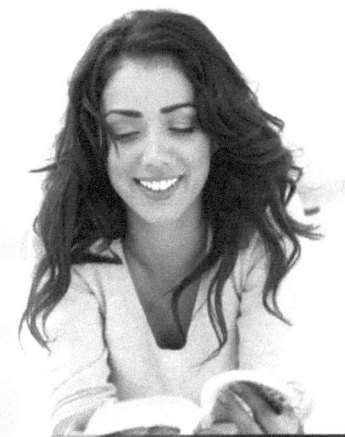

I want morebooks!

Buy your books fast and straightforward online - at one of world's fastest growing online book stores! Environmentally sound due to Print-on-Demand technologies.

Buy your books online at
www.morebooks.shop

Kaufen Sie Ihre Bücher schnell und unkompliziert online – auf einer der am schnellsten wachsenden Buchhandelsplattformen weltweit! Dank Print-On-Demand umwelt- und ressourcenschonend produziert.

Bücher schneller online kaufen
www.morebooks.shop

KS OmniScriptum Publishing
Brivibas gatve 197
LV-1039 Riga, Latvia
Telefax: +371 686 204 55

info@omniscriptum.com
www.omniscriptum.com

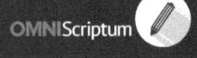

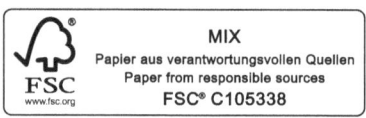

Printed by Books on Demand GmbH, Norderstedt / Germany